WHO CARES?

Geschichte und Alltag der Krankenpflege

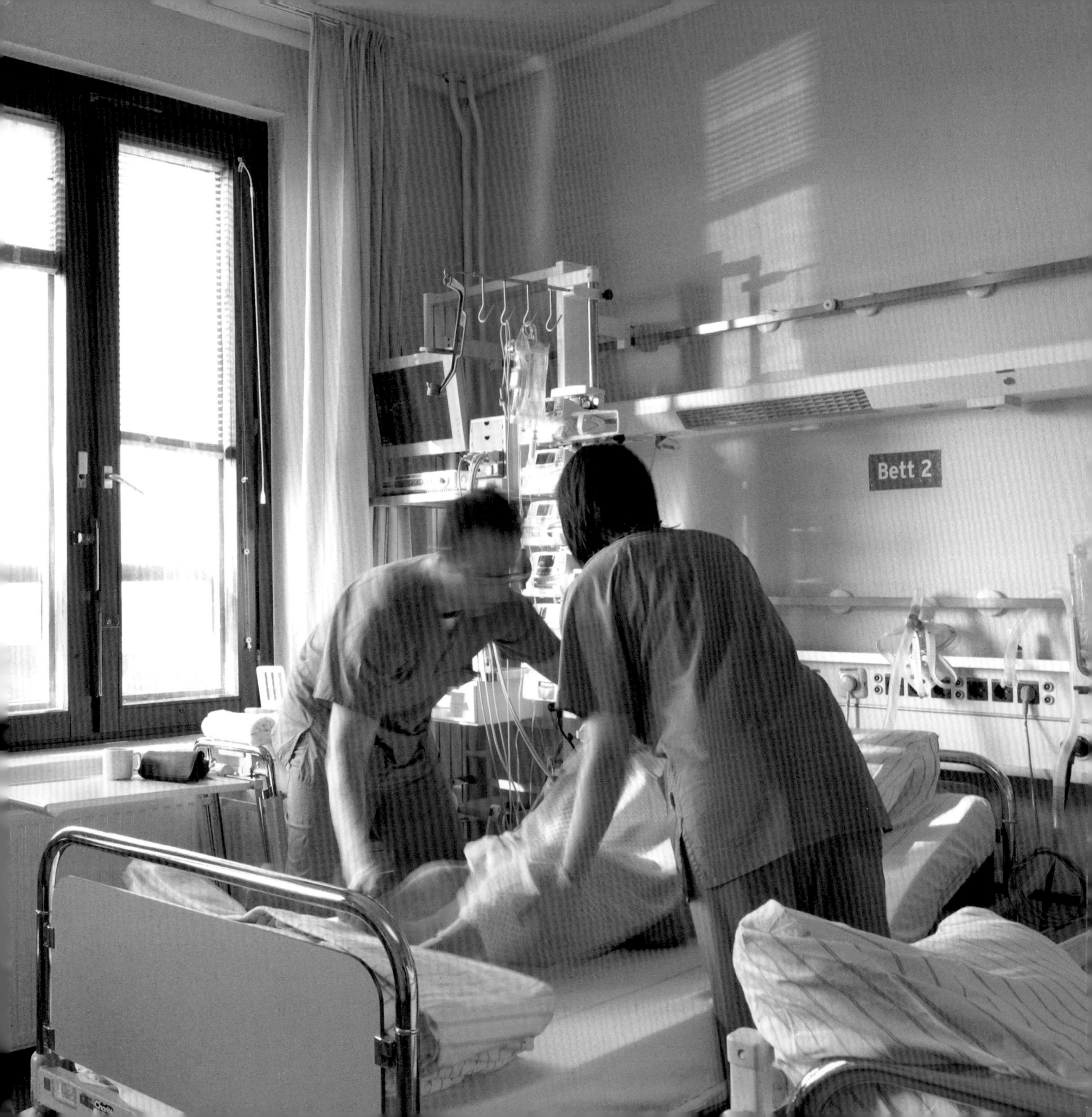
Bett 2

WHO CARES?

Geschichte und Alltag der Krankenpflege

Herausgegeben von Isabel Atzl

Mabuse-Verlag
Frankfurt am Main

Bibliografische Information der Deutschen Nationalbibliothek
Die Deutsche Nationalbibliothek verzeichnet diese Publikation in der Deutschen Nationalbibliografie; detaillierte bibliografische Angaben sind im Internet unter http://dnb.d-nb.de abrufbar.

Informationen zu unserem gesamten Programm, unseren AutorInnen und zum Verlag finden Sie unter: www.mabuse-verlag.de.
Wenn Sie unseren Newsletter zu aktuellen Neuerscheinungen und anderen Neuigkeiten abonnieren möchten, schicken Sie einfach eine E-Mail mit dem Vermerk „Newsletter" an: online@mabuse-verlag.de.

2. Auflage 2012

Kasseler Str. 1 a
60486 Frankfurt am Main
Tel.: 069 – 70 79 96-13
Fax: 069 – 70 41 52
verlag@mabuse-verlag.de
www.mabuse-verlag.de

Druck: fgb • freiburger grafische Betriebe, Freiburg i. Br.
ISBN: 978-3-86321-009-0 (Buchhandelsausgabe)
ISBN: 978-3-86321-011-3 (Museumsausgabe)
Printed in Germany

Berliner Medizinhistorisches Museum der Charité

CHARITÉ
UNIVERSITÄTSMEDIZIN BERLIN

Inhalt

Grußwort der BARMER GEK

Das Berliner Medizinhistorische Museum der Charité beweist ein gutes Gespür für Themen. Inmitten der Debatte über eine Reform der Pflegeversicherung öffnet die Ausstellung „WHO CARES? Geschichte und Alltag der Krankenpflege" in Berlin ihre Pforten für das Publikum. Sie wird die Besucher für das Thema Pflege sensibilisieren, ein Thema, dem eine wachsende Bedeutung für unsere Gesellschaft zukommt und für das wir neue Lösungen finden müssen.

Die Krankenpflege hat viele Facetten, das zeigt auch die historische Beschäftigung mit dem Gegenstand. Medizinische Aspekte stehen neben ethischen, karitativen, politischen und ökonomischen Fragen. Dem Medizinhistorischen Museum ist es gelungen, wesentliche Etappen der historischen Entwicklung der Pflege anschaulich und lebensnah ins Bild zu setzen und Einblicke in den Alltag der Pflege zu geben.

Doch jede Zeit findet ihre eigenen Antworten. Auch in einem hoch entwickelten Sozialstaat wie der Bundesrepublik unterliegt der Stellenwert der Pflege ständigem Wandel. Ursache dafür ist nicht nur, dass Menschen – zum Glück! – immer älter werden und die Zahl pflegebedürftiger Menschen zunimmt. Gleichzeitig verändert sich das soziale Gefüge. Wo vor Jahrzehnten noch familiäre Strukturen Garant für die Pflege Angehöriger waren, sind Pflegebedürftige immer mehr auf die Hilfe Dritter angewiesen. Nicht zuletzt steigt auch unser Anspruch an eine qualitativ hochwertige Pflege.

Ein großer sozialer Fortschritt bedeutete die Einführung der Pflegeversicherung im Jahr 1995. Sie hat die Situation von Menschen, die wegen der Schwere ihrer Pflegebedürftigkeit auf Unterstützung angewiesen sind, erheblich verbessert. Die neue Teilversicherung hat zu einer finanziellen Entlastung Pflegebedürftiger und ihrer Angehörigen beigetragen. Inzwischen zeigt sich aber, dass die Finanzierungsbasis aufgrund der veränderten Anforderungen an die Pflegeversicherung breiter angelegt werden muss.

Auch der für die Leistungen der Pflegeversicherung maßgebliche Begriff der Pflegebedürftigkeit ist nicht mehr zeitgemäß, da er überwiegend auf körperliche Beschwerden abstellt. Der erhebliche Betreuungsbedarf einer wachsenden Zahl von Menschen mit demenzbedingten Fähigkeitsstörungen oder psychischen Erkrankungen wird hingegen nur unzureichend berücksichtigt. Um den sich ändernden gesellschaftlichen und medizinischen Rahmenbedingungen Rechnung zu tragen, muss der Pflegebedürftigkeitsbegriff also weiter entwickelt werden.

Die Mehrheit pflegebedürftiger Menschen wünscht sich, in der vertrauten Umgebung, im familiären Umfeld gepflegt zu werden. In gut zwei Drittel der Fälle findet Pflege auch zu Hause statt. Gleichzeitig ist ein Trend zur Unterbringung in stationären Einrichtungen zu beobachten. Die sozialen Pflegekassen unterstützen eine gute Pflege im ambulanten wie auch im stationären Bereich, indem sie Pflegebedürftigen eine professionelle Beratung über die ganze Bandbreite möglicher Betreuungsleistungen bieten.

Größte Wertschätzung verlangt die Leistung Pflegender. Aufgrund der oftmals jahrelangen aufopfernden Pflege und der andauernden physischen und psychischen Belastung erkranken pflegende Angehörige inzwischen selbst immer öfter. Mit der anstehenden Pflegereform sollten weitere Entlastungen für Pflegende und eine bessere Vereinbarkeit von Pflege und Beruf gefunden werden.

Auch Beschäftigte professioneller Pflegedienste oder in Krankenhäusern stehen oft unter erheblicher Belastung. Mit dem Krankenhausfinanzierungsgesetz wurde im Jahr 2009 ein Pflegesonderprogramm aufgelegt, mit dem 17.000 zusätzliche Pflegestellen finanziert werden. Damit die Pflegesituation in Krankenhäusern weiter verbessert werden kann, müssen diese Stellen unbedingt besetzt werden.

Gute Pflege braucht Verbindlichkeit. Die Qualitätssicherung im Bereich der Pflege muss deshalb weiter ausgebaut werden. Mit der Pflegetransparenzvereinbarung zwischen gesetzlichen Krankenkassen und Pflegeeinrichtungen wurde zwar ein entscheidender Fortschritt erzielt. Pflegeeinrichtungen müssen die Ergebnisse ihrer Qualitätsprüfungen jetzt veröffentlichen und geben damit Pflegebedürftigen und ihren Angehörigen wichtige Hinweise für die Wahl einer Einrichtung. Auch im Krankenhaus ist die Qualität der Pflege im Krankenhaus gewiss auf einem hohen Niveau, aber dennoch ausbaufähig. Notwendig sind weitere evidenzbasierte Qualitätsindikatoren für den Pflegebereich, um die Versorgung für die Patientinnen und Patienten weiter zu verbessern.

Das Thema Krankenpflege wird in den kommenden Jahrzehnten weiter an Bedeutung gewinnen, deshalb freuen wir uns über den wichtigen Denkanstoß durch die Ausstellung. Mein Dank geht an die Leitung des Medizinhistorischen Museums der Charité für ihre wissenschaftliche und museumspädagogische Leistung. Ich wünsche der Ausstellung große Resonanz!

Dr. Rolf-Ulrich Schlenker
Stellvertretender Vorstandsvorsitzender
BARMER GEK

Grußwort der Robert Bosch Stiftung

Seit über 30 Jahren fördert die Robert Bosch Stiftung die Weiterentwicklung des Pflegeberufs. Es war und bleibt eine spannende Fördertätigkeit, da die Pflege in den vergangenen Jahrzehnten wie kaum ein anderer Beruf Umbrüche im Selbstverständnis und in den Rahmenbedingungen sowie eine rasante Entwicklung der Professionalisierung erfahren hat. Neben der Förderung modellhafter Praxisprojekte in stationären und ambulanten Einrichtungen sowie im häuslichen Umfeld und der Entwicklung akademischer Strukturen in der Pflege haben wir der Verbesserung der Pflegeausbildung erhöhte Aufmerksamkeit gewidmet. Unsere Denkschrift „Pflege braucht Eliten“ gab 1992 den Startschuss für umfassende Bemühungen um eine akademische Ausbildung für leitende und lehrende Pflegekräfte sowie um die Einrichtung einer leistungsfähigen Pflegeforschung. In dieser Zeit vergab die Stiftung 60 Promotions- und Habilitationsstipendien an Pflegekräfte, die die Akademisierung der Pflege sichtbar vorangetrieben haben. Ende 2002 gab es bereits annähernd 50 Pflegestudiengänge an deutschen Fachhochschulen und Universitäten.

In der Pflegeausbildung ist es durch Modellvorhaben gelungen, die Ausbildungsstrukturen moderner zu gestalten, veränderte Formen des Lehrens und Lernens zu verbreiten, neue Praxisfelder zu erschließen und die Verknüpfung der theoretischen und praktischen Lernorte zu verbessern. Dabei verfolgt die Stiftung das Ziel, die berufliche Kompetenz und die internationale Wettbewerbstätigkeit der deutschen Pflegeausbildung zu stärken sowie die Nachwuchsförderung zu unterstützen.

Um der Professionalisierung der Pflege den „letzten Schliff“ zu geben und die brachliegenden Forschungsfelder in der Pflegegeschichte zu erschließen, haben wir im Herbst 2004 das Förderprogramm „Beiträge zur Geschichte der Pflege“

eingerichtet. Denn zur Professionalisierung eines Berufsstandes gehört auch die Beschäftigung mit der eigenen Geschichte. Unser Anliegen war, dafür zu sorgen, dass die Berufsangehörigen die Bedeutung der eigenen Identität erkennen und die Entwicklung der eigenen Profession aus den historischen Wurzeln herleiten können. Schon die wenigen seinerzeit vorhandenen historischen Arbeiten zeigten, welche lange Tradition und welches Wissen vorhanden sind und wie sich die Pflege als „Schnittstelle zwischen Medizin und Gesellschaft" aus sehr unterschiedlichen Traditionen heraus entwickelt hat.

In diesem Programm wurde bis zum Frühjahr 2011 eine Reihe von Projekten gefördert, die sich mit der Sicherung und musealen Aufarbeitung pflegehistorischer Quellen beschäftigten oder eine „lebendige Geschichtsvermittlung" in Pflegeschulen und -hochschulen unterstützten. Darüber hinaus bewirkte die Förderung eine bessere Vernetzung der Wissenschaftler und Institutionen, und sie schuf ein Forum für Austausch und gemeinsame Projektarbeit in der Pflegegeschichte. Zu den geförderten Projekten zählen neben Promotionsstipendien zur Geschichte der Kranken- und Altenpflege die Erstellung von pflegehistorischen Lehrmaterialien für Universitäten und Schulen, nationale und internationale Tagungen, Projekte zur Sicherung von historischen Quellen sowie unterschiedliche Forschungsprojekte, unter anderem zur jüdischen Krankenpflege und zur Professionalisierung der deutschen Krankenpflege nach 1945. Durch diese Projekte gelangte die Geschichte der Pflege stärker in den Blick der Fachöffentlichkeit und der Gesellschaft. Die positive Resonanz aus der Fachöffentlichkeit hat die Einrichtung des Programms „Beiträge zur Geschichte der Pflege" als folgerichtigen Schritt unserer Förderung bestätigt. Wir freuen uns, dass es mit diesem Förderprogramm gelungen ist, Entwicklungen anzustoßen, die letztlich bei den Pflegekräften zu einer veränderten Wahrnehmung des eigenen Berufs führen.

Die Pflegeberufe sind ein wesentlicher Bestandteil unseres Gesundheitssystems. Ihre Bedeutung und ihren Beitrag zur Entwicklung der modernen Gesundheitsversorgung sichtbar zu machen und besser im öffentlichen Bewußtsein zu verankern, ist ein wesentliches Ziel der Wanderausstellung „WHO CARES? Geschichte und Alltag der Krankenpflege", die das Berliner Medizinhistorische Museum der Charité mit unserer Förderung erarbeitet hat. Wir gratulieren der Kuratorin Isabel Atzl und dem Direktor des Charité-Museums Professor Thomas Schnalke zu dem sehr gelungenen Ergebnis. Wir wünschen der Ausstellung, die sich nicht nur an die Pflege, sondern auch an die Öffentlichkeit, an die Politik sowie an alle Vertreter des Gesundheitswesens richtet, dass sie eine lebhafte Diskussion über die Rolle und Bedeutung dieses Teils unseres Gesundheitswesens anstößt und dazu beiträgt, dass die Pflege die Wertschätzung erfährt, die sie verdient.

Dieter Berg
Vorsitzender der Geschäftsführung
Robert Bosch Stiftung

Vorwort

Who cares? – Diese knappe Frage schießt einem im Stillen mit einem leichten Schulterzucken in den Sinn, wenn eine Sache längst entschieden ist. Es keine Rolle mehr spielt, was man tut oder lässt. Wenn es letztlich egal ist, in welche Richtung man sich noch bewegt. Allerdings, um dieses *Who cares?* geht es hier nicht. Ganz im Gegenteil. Die zwei Worte und das Satzzeichen sind ernst gemeint und wollen im eigentlichen Bedeutungssinn verstanden sein: Wer sorgt sich? Wer versorgt, pflegt und kümmert sich – um Menschen, die der Hilfe bedürfen, weil sie krank sind, Patienten im Krankenhaus, auf Station?

Die krankenpflegerische Frage *Who cares?* hat radikal mit uns selbst, mit unserer persönlichen Situation zu tun: Wer pflegt uns, wenn uns das abhanden kommt, was uns als das höchste Gut erscheint – die Gesundheit? Wer pflegt uns heute, aber auch: Wer pflegt uns morgen? Es ist bekannt, dass sich die deutsche Gesellschaft in einem dramatischen demografischen Wandel befindet. Immer weniger jungen stehen immer mehr ältere Menschen gegenüber. Mit dem Älterwerden steigt das Risiko zu erkranken. Oftmals sind diese Krankheiten nicht so leicht zu beheben, wie ein unkomplizierter Knochenbruch. Vielfach breiten sich Krankheitsprozesse über den ganzen Körper aus, werden chronisch, sind nur schwer zu bändigen und bedrohen existentiell Leib und Leben.

Die Medizin hat das Problem erkannt und müht sich nach Kräften in Forschung und Versorgung um neuere und bessere Techniken und Medikamente. Dies jedoch ist immer nur die eine Seite der Medaille. Entscheidend ist auch, was im direkten Kontakt mit den Kranken, was zwischen den Patienten und ihren Helfern passiert. Hier geht es um Essentielles: Achtung, Würde, Respekt, Einfühlung, Hilfestellung bei Lagerung und Mobilisierung, gekonnte Unterstützung zur Verrichtung der basalen Dinge des täglichen Lebens – Essen, Trinken, Waschen –, Anleitung zur Wiedererlangung der Selbständigkeit und vieles, vieles mehr.

Die Zuwendung zum Kranken erfordert Wissen, Fähigkeiten, Geduld, Achtung vor dem Leben und Persönlichkeit. Die Menschen, die sich um all das bemühen, die Krankenpflegerinnen und Krankenpfleger, stehen oft im Schatten, werden übersehen. Als Berufsgruppe rangieren sie in der öffentlichen Wahrnehmung bis heute meist weit hinter der ärztlichen Medizin. Ihre Belange werden kaum registriert. Sie haben alles in allem keine Lobby.

Dieser Befund hat mindestens einen Grund – einen historischen. Dort wo die Pflege heute steht, ist sie aus einer bewegten Geschichte hineingeraten. Deshalb ist die Ausstellung „WHO CARES?" historisch angelegt. Sie zeigt zunächst die lange und verzweigte Entwicklung der stationären Krankenpflege als Berufsstand in Deutschland. Deutlich werden ihre Wurzeln im kirchlichen, weltlichen und militärischen Bereich. Schillernd tritt eine Vielfalt der Strukturen zu Tage, die vor allem durch die medizinischen und politischen Entwicklungen im 19. und 20. Jahrhundert geformt und gebrochen wurden. So hat insbesondere der Nationalsozialismus Wunden gesetzt. Unter der deutschen Teilung bildete sich das Berufsbild auf getrennten Wegen weiter aus. Bis heute sucht die Krankenpflege im Spannungsfeld zwischen Berufung und Erwerbsberuf, Spezialisierung und Akademisierung ihren Platz.

Die Ausstellung handelt auch vom Alltag der Krankenpflege heute. Sie führt die Besucherin und den Besucher auf Station. Hier geht es um die grundsätzlichen Hilfestellungen für den Patienten, wie Körperpflege, Ernährung und Ausscheidung, aber auch um weitergehende Maßnahmen, etwa der Steigerung oder gar Wiederherstellung der Mobilität, bis hin zu spezifischen Verrichtungen einer medizinischen Pflege, wie der Durchführung von Verbandswechseln, der Darreichung von Medikamenten oder der Kontrolle von Infusionen. Zentrale Themen für die Pflegekräfte, wie Aspekte ihrer Aus-, Fort- und Weiterbildung, werden ebenso angesprochen, wie Problemzonen, etwa das Zeitmanagement oder die Fragen nach der Arbeits- und Patientensicherheit. Schließlich geht es auch darum, was es für die Krankenpflegerinnen und Krankenpfleger heißt, ihre Tätigkeit in der permanenten Konfrontation mit Grenzerfahrungen, wie Scham und Ekel, Tod und Sterben, Ohnmacht und Trauer, auszuüben.

Ziel der Ausstellung ist es, eine Reihe von Fragen anzustoßen: Wie wichtig ist uns in einem medizintechnisierten Umfeld das Moment der Hin- und Zuwendung, des Eingehens auf die persönlichen Belange des Einzelnen, des Kranken wirklich? Wer soll dieses emotionale Engagement wo und wie erbringen? Welcher Stellenwert kommt dabei einer modernen Krankenpflege zu, heute und morgen? Wie wird die Gesellschaft den Bedürfnissen der Pflegenden gerecht? – Damit geht es letztlich auch darum, ob es gelingt, die bange Frage nach dem *Who cares?* in ein breit verankertes *We care!* aufzulösen.

Der vorliegende Band versteht sich als Begleitbuch zur Ausstellung „WHO CARES? Geschichte und Alltag der Krankenpflege“, die ab Mai 2011 zunächst im Berliner Medizinhistorischen Museum der Charité zu sehen ist und danach in Deutschland auf Wanderschaft geht. Er wird eingeleitet durch einführende Bemerkungen zur Ausstellung selbst. Darauf folgt eine Reihe längerer Hintergrundbeiträge, die das Thema in seinen historischen und aktuellen Dimensionen vertiefen. Abgerundet wird das Werk durch eine Dokumentation der für die Ausstellung verfassten Erläuterungstexte. Eingestreut finden sich darin Bilderstrecken, die neben einschlägigen Motiven aus Vergangenheit und Gegenwart auch etliche in der Ausstellung präsentierte Objekte zur Krankenpflegegeschichte zeigen.

Das Buch möchte all jenen, die sich intensiver mit den Belangen der Krankenpflege beschäftigen wollen, einen fundierten, historisch hergeleiteten Zugang bieten. Text, Bild und Objekt sollen dabei in einem ausstellungstypischen Mischungsverhältnis stehen, das mehrere Schlüssel bereit hält und eine Annäherung an diese zentrale Thematik durch unterschiedliche Türen erlaubt.

Thomas Schnalke
im Mai 2011

Who cares?
Zur Einführung

Isabel Atzl

Die Zukunft der Pflegeberufe in Deutschland ist eines der meist diskutierten gesundheitspolitischen Themen dieser Tage. Vor allem die demografische Entwicklung wird in den kommenden Jahren neue Strukturen in der pflegerischen Versorgung und angemessene Lösungen für den steigenden Pflegebedarf erfordern. Zudem gibt es einen Trend zu mehr Professionalisierung in der Krankenpflege, wie sie in anderen Ländern vielfach schon erreicht ist. Die Situation in Deutschland weist Besonderheiten auf, die unter anderem historisch begründet sind.

Bis heute ringen Gesundheits- und Krankenpflegerinnen und -pfleger um Anerkennung im Sinne von Gleichberechtigung und bessere Arbeitsbedingungen im hierarchischen System des Gesundheitswesens. Immer noch werden sie als Angehörige eines ärztlichen Assistenzberufs angesehen und erhalten kaum Gehör bei fachlichen wie berufspolitischen Entscheidungen. Viele Aspekte ihrer täglichen Arbeit werden von außen bestimmt, Mitspracherecht, beziehungsweise Einflussmöglichkeiten oder das Einbeziehen ihrer Erfahrungen und Vorstellungen sind gering. Die Ursachen hierfür sind vielfältig. Neben einer historisch gewachsenen Diversität der Strukturen, die häufig eine einheitliche Stimme des Berufsstandes verhindern, fehlt den Bemühungen dort, wo sie vorhanden sind, die entsprechende Lobby. Pflege wird gebraucht – doch kaum jemand hört auf die Bedürfnisse oder achtet die fachliche Kompetenz der Pflegenden. Als größte Gruppe der im Gesundheitswesen Beschäftigten scheint sich die geringe Beachtung wie ein roter Faden aus der Geschichte bis in die Gegenwart zu ziehen.

In der historischen Forschung zum Gesundheitswesen stellt die Geschichte der Krankenpflege bis heute ein Randthema dar. Nur wenige beschäftigen sich mit ihr, obwohl sie für die eingehendere Betrachtung vieler Teildisziplinen gewinnbringend wäre. In aller Regel stehen der ärztliche Beruf, Diagnostik und Therapie sowie seit einigen Jahren die Patienten im Mittelpunkt des geschichtlichen Interesses.

Als Historikerin war ich bei meinen ersten Besuchen in medizinhistorischen Sammlungen und Museen hoch fasziniert von den Einblicken in die vergangenen Welten der Heilkunde. Körpervorstellungen, diagnostische Verfahren, Therapiemöglichkeiten, die ärztliche Sorge um den Patienten – all diese Aspekte zogen mich in ihren Bann und öffneten mir neue Wege für das Verständnis vorangegangener Zeiten, die mir bislang nur aus Texten vertraut waren. In ihrer Objekthaftigkeit konnten die überlieferten Gegenstände oft mehr aussagen als viele Worte – sie sind unverzichtbare Relikte für das historische Verständnis, zeigen die Wurzeln unseres heutigen Handelns und weiten den Blick auf die Entwicklung von Vorstellungen des Menschen in der Heilkunde.

Als Krankenschwester – diesen Beruf habe ich vor meinem Studium ausgeübt – stieß ich aber immer wieder auch auf Objekte, die mir nicht nur die medizinische Wissenschaft nahe brachten, sondern mir ebenso als Vorläufer meines eigenen Berufes gegenüber traten. Manches Mal fand ich sogar ein für mich eindeutiges Objekt der Krankenpflege von der Medizin als ihr eigenes in Besitz genommen und so stellte sich mir mit der Zeit immer drängender die Frage, wo denn in der Geschichte der Heilkunde und des Gesundheitswesens überhaupt die Pflege kranker Menschen und diejenigen, die sie durchführen, vertreten waren. Betrachtet man die Strukturen des Gesundheitswesens damals wie heute, ist Krankenpflege ein wesentlicher Bestandteil des Systems. Medizinische Versorgung Kranker ist ohne die Pflege derselben nicht denkbar, doch nur selten ist diese Verbindung in den Erzählsträngen museologischer Präsentationen aufzufinden.

Als Kuratorin begann ich, über die Möglichkeiten einer Ausstellung nachzudenken – die vielen Jahre zwischen der Idee und der Realisierung erscheinen im Rückblick wie ein immer wiederkehrendes Argumentieren, welchen Anteil und Stellenwert die Pflege am Gesundheitssystem hat und wie man sie darstellt. Da es kaum Orte gibt, an denen die Geschichte der Krankenpflege thematisiert wird – in aller Regel sind diese regional begrenzt oder kaum zugänglich – waren die Möglichkeiten für die Präsentation des Themas völlig offen. Fluch und Segen zugleich, denn wie führt man zu einem Sujet hin, das zwar allgegenwärtig ist, aber dessen Vertreter im Gesundheitswesen kaum eine hörbare Stimme haben? Krankenpflege wird bis heute oft mit einer Art Helfersyndrom gleichgesetzt und auf das Leeren von Bettpfannen oder das Handhalten am Bett reduziert (wobei das gerade dazu im hohen Maße nötige Taktgefühl, die erforderliche Empathie und das dazugehörige Fachwissen als Selbstverständlichkeit angesehen wird) – dabei bietet dieser Beruf so viel mehr und hat ebenso wie andere Berufe ein breites und überaus anspruchsvolles Aufgabenfeld.

Die Ausstellung „WHO CARES? Geschichte und Alltag der Krankenpflege" möchte vor diesem Hintergrund einen näheren Einblick in die Herausbildung und die alltägliche Arbeit dieses Berufsstandes geben. Der Fokus der Ausstellung liegt auf dem grundständigen stationären Krankenpflegebereich. Um den Rahmen der Ausstellung nicht zu sprengen, musste eine eingehendere Betrachtung von Kinder-, Alten-, psychiatrischer und häuslicher Pflege unterbleiben. Diese Pflegeformen folgen zu weiten Teilen gesonderten Anforderungen und bedürfen somit einer eigenen Bearbeitung.

Ab etwa 1800 setzte in der Krankenpflege ein Prozess der Berufswerdung ein, der durch viele Faktoren beeinflusst wurde und vor allem eines zeigt: Vielfalt. Konfessionelle und weltliche Träger beispielsweise beschäftigten (und beschäftigen) Pflegende aufgrund unterschiedlicher Motivationen und Bedarfslagen, Kriege führten zur Herausbildung von Pflegeverbänden, die sich um die zivilen Verletzten und verwundeten Soldaten kümmerten. Prägend ist auch der Einfluss, den Ärzte im 19. Jahrhundert auf die Tätigkeit der Pflegenden ausübten – an ein selbstbestimmtes Berufsbild war noch lange nicht zu denken. Im Themenfeld „Geschichte der Pflege“ werden neben einem Überblick über die Herausbildung des Krankenpflegeberufes einzelne Bereiche vertiefend präsentiert, die sich in der vorliegenden Publikation als „Stationen der Krankenpflege“ wiederfinden.

Der Bereich „Alltag der Pflege“ fokussiert die tägliche Auseinandersetzung der Pflegenden mit Krankheit und Leid der einzelnen, ihnen anvertrauten Patienten. Neben zahlreichen grundlegenden Aufgabenbereichen öffnen sich dabei auch neue spezialisierte Betätigungsfelder. Diese werden in der Ausstellung ebenso zum Thema gemacht wie jene Faktoren, die die Arbeit der Pflegenden erschweren: Zeitmangel etwa oder die ständige Konfrontation mit Grenzerfahrungen.

Dieses Buch versteht sich als Begleitband zur Ausstellung. Neben den zentralen Ausstellungstexten, historischen Bildern und Objektfotografien sowie Fotos aus dem Alltag der Pflege, finden sich Aufsätze zu Aspekten, die in der Ausstellung nur indirekt thematisiert werden konnten: Die Bereicherung, die die Pflegegeschichte für die historischen Wissenschaften darstellt, der Umgang mit Sterbenden im 19. Jahrhundert, Kommunikation in der Pflege heute, die viel mehr ist als nur die verbale Verständigung, die Klärung des Begriffes der Kernkompetenzen Pflegender und Fragen, die sich nach der Zukunft der Krankenpflege stellen. All diese Beiträge sollen die Vielfältigkeit des Pflegebereichs aufzeigen und gleichzeitig Interesse wecken, zu Diskussionen anregen und informieren.

Eine Ausstellung ist – ebenso wie die begleitende Publikation – niemals das Werk einer einzelnen Person. Vor allem nicht dann, wenn just in dem Moment, in dem nach langem Bemühen Geldgeber für die Umsetzung gefunden wurden, die Kuratorin doppelten Nachwuchs erwartet. Deshalb möchte ich an dieser Stelle all denjenigen ganz besonders danken, die an der Realisierung des Projektes beteiligt waren und sind: Sylvelyn Hähner-Rombach für die jahrelange Unterstützung, die so vielfältig war, dass eine Aufzählung den vorgegebenen Rahmen sprengen würde, Thomas Schnalke für die Bereitschaft, das Projekt der Wanderausstellung entscheidend zu fördern und im Berliner Medizinhistorischen Museum der Charité beginnen zu lassen, der Robert Bosch Stiftung, Stuttgart und der BARMER GEK, ohne deren substantielle Unterstützung dieses Projekt niemals den Weg in die Öffentlichkeit gefunden hätte, Jörg Weidert für die wissenschaftliche Mitarbeit, viele kritische Rückfragen und einen klaren Blick für die Belange der Pflegenden, Vera Franke und Frank Steinert für die gestalterische Arbeit, Roland Helms für die Koordination der Arbeiten in den letzten drei Monaten vor der Eröffnung der Ausstellung, Thomas Bruns für die bildliche Erfassung der Pflege heute, Christoph Weber für die Objektfotografien, Sabine Becherer und Hedwig François-Kettner für umfangreiche Hilfen bei der Objektrecherche, allen Autoren der Aufsätze, die bereit waren, sich in kürzester Zeit auf dieses Projekt einzulassen, Inga Franke für die Koordination und Redaktion des Begleitbandes, Christine Voigts für Gestaltung und Grafik desselben sowie der Werbemittel und zahlreichen anderen, ohne die diese Ausstellung niemals stattfinden könnte.

Ich hoffe, dass die Ausstellung dazu beiträgt, die Position der Pflege im Gesundheitswesen zu stärken und sie mehr an der fachlichen und politischen Diskussion teilnehmen zu lassen, wozu auch das zugehörige Rahmenprogramm beitragen soll. Die Vermittlung des Wissens um Geschichte und Arbeitsinhalte können hoffentlich ein erster Schritt in diese Richtung sein. „Who cares?“ ist die Frage – "die Pflegenden", lautet die Antwort.

HINTERGRUND

Warum Pflegegeschichte?

Sylvelyn Hähner-Rombach

Einführung

Angesichts der Tatsache, dass sich die Geschichtswissenschaft – in Auswahl – mit Amuletten, Militärpferden, Wünschelruten und mit sich selbst beschäftigt, muss die historische Forschung zur Pflege eigentlich nicht gerechtfertigt werden. Deutlich schwerer noch wiegt, dass etwa jeder neunte Beschäftigte in der Bundesrepublik im Gesundheitswesen – einer der wenigen wachsenden Wirtschaftszweige[1] – tätig ist und innerhalb dieses Zweiges die Pflegenden die größte Berufsgruppe stellen.[2]

Dass die Frage dennoch gestellt wird, hat verschiedene Gründe. Zum einen wird im deutschsprachigen Raum die Pflegegeschichte der Bedeutung ihrer Berufsgruppen[3] nicht gerecht und hinkt im internationalen Vergleich hinterher, und das, obwohl sie in den letzten Jahren einen deutlichen Aufschwung erlebt hat.[4] Zum anderen werden Wert, Einfluss und Nutzen der Geschichte des eigenen Fachs von Teilen der Krankenpflege noch immer nicht erkannt. Die Einsicht der amerikanischen Pflegehistorikerin Joan E. Lynaugh, „Geschichte ist die Quelle unserer Identität, unsere kulturelle DNA", hat in der deutschsprachigen Pflege noch nicht genügend Fuß gefasst.[5] Damit sind wir bereits beim nächsten Punkt, dem Verhältnis zwischen Pflege und Geschichte.

Pflege und Geschichte

Die Aufarbeitung und Darstellung der Geschichte der eigenen Disziplin ist Teil der Professionalisierung. Das hat nicht zuletzt die Medizin vorgemacht. Dass sie auf eine lange Tradition der Geschichtsschreibung des eigenen Fachs und auf eine frühe Institutionalisierung dieser Geschichte zurückblicken kann, hat mit zum beruflichen Selbstbewusstsein und zur gesellschaftlichen Bedeutung dieses

Standes beigetragen.[6] Im Vergleich dazu steckt die Pflegegeschichte noch in den Kinderschuhen.[7]

Die Gründe dafür sind vielschichtig. Es hat einerseits damit zu tun, dass die Krankenpflege seit Mitte des 19. Jahrhunderts als Frauenberuf wahrgenommen wird.[8] Frauenerwerbsarbeit kam jedoch erst mit der Etablierung der Frauengeschichte Ende der 1970er Jahre in den Fokus historischer Analysen. Auffallend ist, dass in diesem Prozess die Krankenpflege als „Frauenberuf par excellence" ignoriert wurde, und zwar so lange, bis die ersten Arbeiten dazu aus den eigenen Reihen erschienen.[9] Die Aussparung der Krankenpflege als bedeutender Teil weiblicher Erwerbsarbeit war in dieser Zeit allerdings nicht nur für die deutschsprachige Forschung charakteristisch. Derselbe Befund wurde für die USA und Großbritannien erhoben, und das, obwohl die Professionalisierung der Krankenpflege dort viel früher eingesetzt hatte und weiter fortgeschritten war.[10]

Die Vernachlässigung der Geschichte der Krankenpflege rührt andererseits von dem Berufsbild der Krankenschwester her. Dieses Bild hängt nicht nur mit der Wahrnehmung als Frauenberuf zusammen, sondern hat seine Wurzeln auch in der religiösen Tradition, die die Krankenpflege jahrhundertelang als „Liebesdienst" verstand. Und warum sollte man etwas historisch untersuchen, das sich als Kontinuum zum einen, zum anderen als religiöser Dienst verstand? Darüber hinaus waren selbst diejenigen, die die Krankenpflege als Erwerbsberuf betrachteten, damit konfrontiert, dass ihre Tätigkeit Anfang des 20. Jahrhunderts von den Ärzten als „Heilhilfsberuf" festgeschrieben wurde.[11] Die Krankenpflege war also zweifach „diskreditiert": als Frauen- und als Hilfsberuf. Das hatte Auswirkungen auf ihre Anziehungskraft als Untersuchungsgegenstand für die Geschichtswissenschaft.

Mit dem Voranschreiten der Akademisierung der Krankenpflege in der Bundesrepublik seit Beginn der 1990er Jahre[12] wuchs auch das externe Interesse an diesem Beruf. Dazu kam die Einsicht, dass die Förderung der Pflegegeschichte professionalisierungsförderlich für die Pflege insgesamt sein kann.[13] So wurde das Verhältnis zwischen Pflege und Geschichte lebhafter und hat mittlerweile zu einem größeren Interesse an der Geschichte der Krankenpflege auch außerhalb der Pflege geführt – nicht zuletzt deshalb, weil die Pflegegeschichte für viele andere Bereiche der Geschichtswissenschaft aufschlussreiche Beiträge leisten kann.

Stellenwert der Pflegegeschichte

Damit sind wir bei der Frage von Nutzen und Ertrag pflegehistorischer Analysen. Dieser soll im Folgenden für die Pflege und für die Geschichtswissenschaft getrennt skizziert werden.

Auswirkungen pflegehistorischer Erkenntnisse auf die Pflege

Die amerikanischen Historikerinnen Sandra B. Lewenson und Eleanor Krohn Herrmann äußerten sich zur Bedeutung der Pflegegeschichte für die Krankenpflege folgendermaßen: „Historische Forschung ermöglicht es den Krankenpflegenden, ihre Vergangenheit zu erkunden und sich auf diese

Weise ihrer professionellen Identität und Bedeutung kritisch bewusst zu werden."[14] Das heißt, die Ergebnisse der Pflegegeschichte, die – im Vergleich zur traditionellen Medizingeschichte – nur schwer zu einer „Erfolgsgeschichte" stilisiert werden könnte, tragen zur kritischen Reflexion bei. Daneben ermöglicht das Wissen über die historische Entwicklung aktuell empfundener Probleme einen anderen Blick auf die eigene Gegenwart. Wenn beispielsweise bekannt ist, dass sich die Diskussion über Belastungen in der Pflege, wie überlange Arbeitszeiten,[15] schlechte Arbeitsbedingungen[16] oder Personalnotstand,[17] wie ein roter Faden durch die Pflegegeschichte zieht, dann wird die Notwendigkeit eines Handlungsbedarfs eher erkannt. Denn in der Regel sinkt die Bereitschaft zur Geduld, wenn bekannt ist, dass es sich um stetig wiederkehrende Probleme handelt.

Vergleicht man die Entwicklung und den Grad der Professionalisierung der Krankenpflege in der Bundesrepublik mit den USA, kommt man um eine historische Analyse der Unterschiede nicht herum. So war für Deutschland eine ausgesprochen scharfe Segregation der Krankenpflege bis Ende des 20. Jahrhunderts charakteristisch.[18] Einerseits standen sich religiöse und weltliche Krankenpflege gegenüber, andererseits gab es innerhalb dieser beiden Gruppierungen weitere Aufspaltungen. Auf der religiösen Seite fanden sich unter anderem die katholischen Kongregationen und Krankenpflege-Orden, die im 19. Jahrhundert eine erneute Gründungswelle erlebten,[19] die Diakonissen-Mutterhäuser, die 1836 von Theodor Fliedner (1800-1864) ins Leben gerufen wurden,[20] und der Evangelische Diakonieverein Zehlendorf, der 1894 von Friedrich Zimmer (1855-1919) gegründet wurde,[21] sowie die jüdischen Schwesternheime, deren erste Gründung in Frankfurt am Main 1893 erfolgte.[22] In der weltlichen Krankenpflege standen sich verschiedene Organisationen gegenüber und konkurrierten ebenfalls miteinander: die Rot Kreuz-Schwesternschaften (Vorläufer seit 1859 Vaterländische Frauenvereine, aus denen Rot Kreuz-Schwesternschaften hervorgingen),[23] die Berufsorganisation der Krankenpflegerinnen Deutschlands (1903 ins Leben gerufen),[24] die Sektion Gesundheitswesen im Verband der Gemeinde- und Staatsarbeiter (freie Gewerkschaft, 1900 gegründet),[25] der sogenannte Streiter-Verband (christliche Gewerkschaft, 1903 entstanden)[26] und eine Reihe kommunaler und freier Schwesternschaften (zum Beispiel Schwestern des Viktoriahauses von 1882 oder Schwesternschaft der Hamburger Staatsanstalten von 1888). Dabei muss angefügt werden, dass im weltlichen Sektor nur ein Bruchteil der Krankenpflegenden einer Organisation (Berufsverband oder Gewerkschaft) angehörte, die absolute Mehrheit also keiner Interessenvertretung beigetreten war.[27] Der niedrige Organisationsgrad der weltlichen Krankenpflegenden schwächte die Position dieses Berufsstandes, und seine Segregation verhinderte, dass er mit einer Stimme sprach. Die Aufspaltung der verschiedenen Interessenvertretungen der Krankenpflege bestand bis Ende des 20. Jahrhunderts. Mit deshalb erwies es sich als sehr schwierig, eine einheitliche Stellung zur Begrenzung der Arbeitszeit oder zur Erhöhung der Ausbildungsdauer durchzusetzen.

Diskutiert man mit Studentinnen und Studenten der Pflegewissenschaft die Beteiligung der Krankenpflegenden an den Verbrechen der Nationalsozialisten[28] und will versuchen, diese Verstrickungen zu verstehen, muss man die historische Entwicklung des Berufs und seiner Hierarchien mit einbeziehen. Ein gering ausgebildetes professionelles Selbstbewusstsein machte es den Ärzten einfacher, die Pflegenden in die Patientenmorde einzubinden. Der fehlende beziehungsweise nur vereinzelt auftretende Widerstand hatte seine Wurzeln auch in der bedingungslosen Unterordnung unter die Oberin/Vorsteherin des Mutterhauses/Oberschwester auf der einen, unter den Arzt auf der anderen Seite. Gerade bei Letzterem war ein Infragestellen seiner Anordnungen gleichsam undenkbar. Dessen unangefochtene Dominanz und das fehlende (berufliche) Selbstbewusstsein verhinderten in einigen Fällen, Zweifeln bei der Mittäterschaft nachzugehen, oder dienten als Begründung für das eigene Versagen. Die Auseinandersetzung mit dem Nationalsozialismus kann also zeigen, welche Auswirkungen bestimmte Spannungsfelder auf das individuelle Handeln haben können, und greift zugleich ethische Fragen auf.

Manchmal sind die Resultate der historischen Forschung in ihrem praktischen Nutzen geradezu greifbar. So hat der amerikanische Pflegehistoriker John C. Kirchgessner die ökonomische Bedeutung der Pflege der Universitätsklinik von Virginia zwischen 1945 und 1965 untersucht, die erste Arbeit, die es unternommen hat, den finanziellen Nutzen der Krankenpflege zu bestimmen.[29]

Grundsätzlich ist eine (selbst)kritische Haltung zur Geschichte des eigenen Fachs sehr wichtig, die auch die Rolle der Pflege und die Machtverhältnisse im Pflegealltag sowie im Umgang mit Kranken und ihren Angehörigen differenziert in den Blick nimmt. Dies umso mehr, wenn es um die identitätsstiftende Wirkung der Pflegegeschichte geht. Pflegende waren – zum Glück – nicht ausschließlich Opfer von Machtstrukturen, sondern hatten zu verschiedenen Zeiten und Orten auch bestehende Machtstrukturen bestätigt, selbst Macht ausgeübt und auch ihre Macht missbraucht.[30] Zudem ist zu wünschen, dass sich die Pflegegeschichte interdisziplinär stärker öffnet beziehungsweise ausrichtet. Davon würde sie selbst sehr profitieren. Die Gewinne, die eine solche Öffnung mit sich bringt, konnte man bei der Medizingeschichte beobachten, nachdem sie ihre traditionellen Themen, Ansätze und Methoden verlassen und sich anderen Disziplinen wie Sozialgeschichte, Anthropologie, Ethnologie oder Soziologie zugewandt hat.

Beitrag der Pflegegeschichte für die Geschichtswissenschaft

Die Pflege von Kranken findet im Schnittpunkt von Medizin, Ökonomie, Gesetzgebung sowie gegebenenfalls Konfessionen statt. Das heißt, die Geschichte der Krankenpflege kann als Teil der Patienten-, Hospital-, Seuchen- oder Psychiatriegeschichte deren Blickwinkel erweitern, zur Differenzierung und zu mehr Tiefenschärfe beitragen. Die Behandlung von Kranken in den Blick zu nehmen, ob ambulant[31] oder stationär, ohne die Pflege mit einzubeziehen, würde Stückwerk bedeuten. In der (Geschichte der) Krankenhausökonomie als Teil der Wirtschaftsgeschichte tauchte die Pflege immer nur unter der Rubrik Unkosten auf. Bis auf die genannte Arbeit von Kirchgessner hat noch niemand versucht, die Einkünfte, die

die Pflege direkt und indirekt generiert hat, zu bestimmen.

Krankenpflege wurde in Slums und Ghettos, in Kriegs- und Seuchenlazaretten, in Transportmitteln, auf der Straße, in „Feindesland". praktiziert. Schon diese kurze Auflistung zeigt, dass die Pflegegeschichte auch die Sozial- und Migrationsgeschichte bereichern kann. Dazu kommt, dass schon in den 1960er Jahren Krankenschwestern aus Ostasien rekrutiert wurden, um dem eklatanten Personalmangel in der Bundesrepublik Deutschland abzuhelfen.[32] Das heißt auch, dass die heute vieldiskutierte sogenannte „Pendelmigration" aus Osteuropa Vorläufer hatte. Daneben profitiert die Geschlechtergeschichte von der Pflegegeschichte, weil die Krankenpflege eines der wenigen Beispiele für die Verdrängung von Männern aus dem Tätigkeitsfeld ist. Zugleich „garantiert" der geschlechtergeschichtliche Ansatz, dass die Männer in der Krankenpflege nicht „vergessen" werden. Ihr quantitativer Anteil am Krankenpflegepersonal war zwar bis in die 1960er Jahre[33] im deutschsprachigen Raum mit den Ausnahmen Psychiatrie und militärischer Sanitätsdienst sehr gering, dennoch führt der Geschlechtervergleich zu einer Differenzierung der genannten vorherrschenden Sichtweise der Krankenpflege als Frauenberuf und zeigt die Verkehrung von Geschlechterhierarchien, wenn Frauen (Diakonissen, barmherzige Schwestern oder weltliche Oberinnen) männliches Pflegepersonal beaufsichtigten. Außerdem existierte lange Zeit kein männliches Äquivalent für die Bezeichnung „Schwester", was von den männlichen Pflegenden, die zudem aus den Schwesternschaften ausgeschlossen waren, als Defizit empfunden wurde. Denn die Bezeichnung „Schwester" wies auf die fachliche Kompetenz und gesellschaftliche Respektabilität hin, war mithin eine Art Gütesiegel, nachdem die Krankenpflege ein gesellschaftlich anerkannter Beruf geworden war. Neben der Migrationsgeschichte kann die Pflegegeschichte auch die Border Studies bereichern, da die Krankenschwestern und Krankenpfleger in besonderer Weise ganz unterschiedliche – materielle wie immaterielle – Grenzen überschritten haben. Dies wird bereits deutlich, wenn man an die humanitären Einsätze denkt.[34]

Die Krankenpflege leistete daneben in zweifacher Weise „Kriegsdienst". Zum einen, indem sie die pflegerische Versorgung der verwundeten und erkrankten Soldaten übernahm, zum anderen, indem sie genau dadurch dazu beitrug, den Kampfeswillen der Soldaten wieder zu stärken. Das zeigte sich in allen Kriegen, in denen (auch) Frauen im Sanitätsdienst eingesetzt waren. Zeugnis davon geben Briefe sowohl aus dem Ersten Weltkrieg[35] als auch aus dem Zweiten Weltkrieg[36] ab.

Diese kurzen Ausführungen und Beispiele machen deutlich, dass die Pflegegeschichte aufgrund ihrer vielfältigen Verflechtungen nicht nur für die Geschichte des eigenen Fachs Beiträge leistet, sondern diese auch für einige andere Teildisziplinen oder Bereiche der Geschichtswissenschaft in vielen Fällen das rekonstruierte Bild erst abrunden.

Insofern zusammenfassend und vielleicht etwas provokant könnte man die Frage „Warum Pflegegeschichte?" auch ganz einfach beantworten mit der Gegenfrage „Warum nicht?"

1 So wurden im Jahr 2008 insgesamt 76.000 zusätzliche Arbeitsplätze im Gesundheitswesen geschaffen. Vgl. Pressemitteilung des Statistischen Bundesamtes Nr. 094 vom 11.3.2010.

2 2008 waren von den insgesamt 4,616 Millionen im Gesundheitswesen Beschäftigten 320.000 Ärztinnen und Ärzte, 1.040.000 Gesundheits- und Krankenpfleger/innen sowie Krankenpflegehelfer/innen und Hebammen. Auf eine Medizinerstelle kamen also 3,25 Krankenpflegestellen. Vgl. Statistisches Bundesamt Deutschland: Statistisches Jahrbuch 2010, S. 262.

3 Der Plural ist notwendig, weil es nicht nur um die Krankenpflege geht – die historisch noch am besten erforscht ist –, sondern auch um Kinderkranken-, Psychiatrie- oder Altenpflege, um nur einige Pflegeberufe zu nennen.

4 Dieser Aufschwung ist auch der Robert Bosch Stiftung zu danken, die mit ihrem Programm „Beiträge zur Geschichte der Pflege" zwischen 2004 und 2011 über 40 Projekte mit einer Gesamtsumme von über 400.000 Euro gefördert hat, darunter Promotionsstipendien, Finanzierung von Forschungsprojekten, nationalen und internationalen Tagungen, Ausstellungen, Quellensicherungsprojekten, Publikationen usw.

5 „History is our source of identity, our cultural DNA". Lynaugh, Joan E.: Editorial. In: Nursing History Review 4 (1996), S. 1.

6 Vgl. Geschichte der Medizingeschichtsschreibung. In: Eckart, Wolfgang Uwe; Jütte, Robert: Medizingeschichte. Eine Einführung. Wien 2007, S. 21-31.

7 Diese Bemerkung ist nicht abwertend gemeint, sondern soll vielmehr darauf hinweisen, wie viele Themen noch der Bearbeitung harren.

8 Die Feminisierung der Krankenpflege seit der Mitte des 19. Jahrhunderts führte zu einer sukzessiven Verdrängung der Männer aus der Krankenpflege, die sich infolgedessen nur noch in bestimmten Bereichen hielten, wie Psychiatrie- oder Militärkrankenpflege. Vgl. Hähner-Rombach, Sylvelyn: Geschlechterverhältnisse in der Krankenpflege. In: Dies. (Hg.): Quellen zur Geschichte der Krankenpflege. Mit Einführungen und Kommentaren. Frankfurt/Main 2008, S. 479-499.

9 Es handelt sich dabei zum Beispiel um das Buch von Claudia Bischoff: Frauen in der Krankenpflege. Zur Entwicklung von Frauenrolle und Frauenberufstätigkeit im 19. und 20. Jahrhundert. Frankfurt/Main 1984.

10 „The opening up of women's history in the 1970s initially had little impact on the writing of the history of nursing. Nurses were certainly a numerically significant group of female workers; however, they seem to have presented an unattractive prospect to researchers, who avoided an occupational group they characterized as inhabiting 'one of the ultimate female ghettos from which women should be encouraged to escape'." Mortimer, Barbara: Introduction. The History of Nursing: yesterday, today and tomorrow. In: Dies.; Susann, McGann (ed.): New Directions in the History of Nursing. International Perspectives. London, New York 2005, S. 1-21, hier: S. 3. Dies änderte sich sowohl in den USA als auch in Großbritannien erst in den 1980er Jahren.

11 Dazu: Schweikardt, Christoph: Die Entwicklung der Krankenpflege zur staatlich anerkannten Tätigkeit im 19. und frühen 20. Jahrhundert. Das Zusammenwirken von Modernisierungsbestrebungen, ärztlicher Dominanz, konfessioneller Selbstbehauptung und Vorgaben preußischer Regierungspolitik. München 2008.

12 Dazu in Auswahl: Pflege braucht Eliten. Denkschrift zur Hochschulausbildung für Lehr- und Leitungskräfte in der Pflege. Hg. von der Robert Bosch Stiftung. Gerlingen 1992; Krampe, Eva-Maria: Emanzipation des Frauenberufs. Pflege in den 1990er Jahren: Erwartungen und Folgen. Frankfurt/Main 2009.

13 Das war mit ein Grund für die Auflegung des Förderprogramms „Beiträge zur Geschichte der Pflege" durch die Robert Bosch Stiftung. Nachdem der Förderschwerpunkt der Stiftung „Pflege braucht Eliten", der maßgeblich mit zur Akademisierung der Krankenpflege beigetragen hatte, im Jahr 2002 erfolgreich abgeschlossen war, wurden die Defizite in der Geschichte dieser Disziplin verstärkt wahrgenommen, denen ab 2004 durch das genannte Förderprogramm begegnet werden sollte.

14 „Historical research enables nurses to explore their past und thus become critically aware of their professional identity and meaning." Lewenson, Sandra B.; Herrmann, Eleanor Krohn: Why do Historical Research? In: Lewenson, Sandra B.; Herrmann, Eleanor Krohn (ed.): Capturing Nursing History. A Guide to Historical Methods in Research. New York 2008, S. 1-10, hier: S. 2.

15 Zur Arbeitszeitdiskussion in der Weimarer Republik siehe Stöhr, Monika: Dienen oder Arbeiten? – Die Arbeitszeitdiskussion in der Pflege zu Beginn der Weimarer Republik (1918-1924). In: Thiekötter, Andrea u.a. (Hg.): Alltag in der Pflege – Wie machten sich Pflegende bemerkbar? Frankfurt/Main 2009, S. 121-135.

16 Zu den Arbeitsbedingungen vor dem Ersten Weltkrieg

siehe z. B. Schweikardt, Christoph: Die Arbeitsbedingungen der Wärter im Krankenhaus im Spiegel der Reichstagsreden des Sozialdemokraten Otto Antrick (1858-1924) zwischen 1900 und 1914. In: Thiekötter, Andrea u.a. (2009), S. 106-119.

17 Der Mangel an qualifiziertem Pflegepersonal ist (spätestens) seit der Mitte des 19. Jahrhunderts Dauerthema, und auch heute fehlt es in vielen Bereichen an Pflegekräften. Die Maßnahmen zur Lösung dieses Problems reichten von Regelungen der Ausbildung (zum ersten Mal mit der Einführung des Krankenpflegeexamens 1906/07), um den Beruf attraktiver zu machen, über die Aufhebung des Berufszölibats und Kost- und Logiszwangs in den 1960er Jahren, die Rekrutierung von ausgebildetem Personal in Ostasien bis hin zu Arbeitszeitregelungen (Angleichung an die Arbeitszeiten des öffentlichen Dienstes 1973), besserer Bezahlung und Ausgliederung bestimmter Tätigkeiten, die auch weniger qualifizierte Pflegekräfte ausführen können, siehe heute die sogenannten Servicehelfer im Gesundheitswesen.

18 Die folgende Auflistung zeigt die Entwicklung der Zusammenarbeit der verschiedenen Verbände seit dem Ende des Zweiten Weltkriegs, die im Vergleich zur ersten Hälfte des Jahrhunderts schon Fortschritte gemacht hatte: 1948 gründete sich die Deutsche Schwesterngemeinschaft (DSG) mit den Mitgliedsverbänden Agnes-Karll-Verband (AKV), den Mutterhäusern vom Roten Kreuz, dem Bund Freier Schwestern in der Gewerkschaft ÖTV und Einzelmitgliedern, 1957 traten die Mutterhäuser vom Roten Kreuz wieder aus. 1967 schloss sich der Fachverband der Krankenpfleger (FDK) korporativ an den AKV an, 1973 gründete sich der Deutsche Berufsverband für Krankenpflege (DBfK) unter der Federführung des AKV als Zusammenschluss der DSG ohne den Bund Freier Schwestern in der ÖTV, 1976 verließ der FDK den DBfK, 1983 kam es aber erneut zum korporativen Anschluss, der zwei Jahre später wieder gelöst wurde. 1993 gründete sich der Deutsche Bildungsrat, ein Zusammenschluss von DBfK, der Arbeitsgemeinschaft deutscher Schwesternverbände und Pflegeorganisationen (ADS), des Bundesausschusses der Lehrerinnen und Lehrer in der Pflege (BA) und der Bundesarbeitsgemeinschaft Leitender Krankenpflegekräfte. 1998 kam es dann zur Gründung des Deutschen Pflegerats – Bundesarbeitsgemeinschaft der Pflegeorganisationen. Vgl. Schmidbaur, Marianne: Vom „Lazaruskreuz“ zu „Pflege aktuell“. Professionalisierungsdiskurse in der deutschen Krankenpflege 1903-2000. Königstein/Ts. 2002, S. 224-227. Der Deutsche Pflegerat vertritt mittlerweile als Dachverband von 15 Pflegeberufsverbänden das deutsche Pflege- und Hebammenwesen nach außen. Zu den Verbänden zählen u. a. der DBfK, die Arbeitsgemeinschaft christlicher Schwesternverbände und Pflegeorganisationen in Deutschland e.V. (ADS) und der Verband der Schwesternschaften vom DRK e.V. (VdS).

19 Zu den katholischen Krankenpflegeeinrichtungen siehe Meiwes, Relinde: Arbeiterinnen des Herrn. Katholische Frauenkongregationen im 19. Jahrhundert. Frankfurt/Main 2000.

20 Zu den Kaiserswerther Diakonissen siehe Köser, Silke: Denn eine Diakonisse darf kein Alltagsmensch sein. Kollektive Identitäten Kaiserswerther Diakonissen 1836-1914. Leipzig 2006. Zur Mutterhausdiakonie allgemein: Schmidt, Jutta: Beruf: Schwester. Mutterhausdiakonie im 19. Jahrhundert. Diss. Heidelberg 1994.

21 Zu den Zehlendorfer Schwestern siehe Gaida, Ulrike: Bildungskonzepte der Krankenpflege in der Weimarer Republik. Die Schwesternschaft des Evangelischen Diakonievereins e.V. , Berlin-Zehlendorf (=Medizin, Gesellschaft und Geschichte, Beiheft 38). Stuttgart 2011.

22 Zur jüdischen Krankenpflege: Steppe, Hilde: „... den Kranken zum Troste und dem Judentum zur Ehre...“. Zur Geschichte der jüdischen Krankenpflege in Deutschland. 2. Aufl. Frankfurt/Main 2006.

23 Zu den Schwesternschaften des Roten Kreuzes siehe Riesenberger, Dieter: Das Rote Kreuz. Eine Geschichte 1864-1990. Paderborn 2002.

24 Zur Professionalisierung der Krankenpflege und der Berufsorganisation der Krankenpflegerinnen Deutschlands siehe: Schmidbaur (2002); Hummel, Eva-Cornelia: Krankenpflege im Umbruch (1876-1914). Ein Beitrag zum Problem der berufsfindung „Krankenpflege“. Freiburg/Br. 1986.

25 Die Geschichte dieser Gewerkschaftsorganisation muss noch geschrieben werden. Bislang gibt es nur eine Kurzdarstellung von Gewerkschaftsseite aus der Weimarer Zeit: Friedrich-Schulz, Marie: Werden und Wirken der Reichssektion Gesundheitswesen im Verband der Gemeinde- und Staatsarbeiter. Berlin 1928. Zur Geschichte der Schwesternschaft der Gewerkschaft Öffentliche Dienste, Transport und Verkehr siehe Kreutzer, Susanne: Vom „Liebesdienst“ zum modernen Frauenberuf. Die Reform der Krankenpflege nach 1945. Frankfurt/Main 2005.

26 Zu Georg Streiter, dem Mitbegründer des 1903 entstandenen „Gewerkvereins der Krankenpfleger, -Pflegerinnen und verwandten Berufe Deutschlands", der sich 1907 umbenannte in „Deutscher Verband der Krankenpfleger und -Pflegerinnen" und 1920 erneut umbenannte in „Deutscher Verband für die berufliche Kranken- und Wohlfahrtspflege", siehe Wolff, Horst-Peter; Wolff, Jutta: Georg Streiter (1884-1945). Ergobiographische Studie über einen Berufspolitiker der Krankenpflege Deutschlands. 2. Aufl. Qualzow 2002.

27 Für das Jahr 1907 haben wir aufgrund einer Berufszählung folgende Zahlenangaben:
Von rund 75.000 Krankenpflegerinnen waren etwa 26.000 katholische Schwestern, 14.000 Diakonissen, 6.000 Rot Kreuz-Schwestern, 1.000 Johanniterinnen. Vgl. Caemmerer, Charlotte von: Berufskampf der Krankenpflegerin in Krieg und Frieden. München, Leipzig 1915, S. 21.
Die Mitgliedschaft der wichtigsten Krankenpflegeorganisationen in den Jahren 1912/1913 sah folgendermaßen aus:

Organisation	Jahr	Mitglieder
Ev. Diakonieverein Zehlendorf	1913	1.635
Berufsorganisation der Kranken-Pflegerinnen Deutschlands (B.O.K.D.)	1913	3.350
Reichssektion Gesundheitswesen (freie Gewerkschaft)	1912	3.500 ca.
Streiter-Verband (christliche Gewerkschaft)	1913	1.991

Quelle: Helmerichs, Jutta: Krankenpflege im Wandel (1890-1933). Sozialwissenschaftliche Untersuchung zur Umgestaltung der Krankenpflege von einer christlichen Liebestätigkeit zum Beruf. Diss. Göttingen 1992, S. 240-242.

28 Dazu immer noch Steppe, Hilde: Krankenpflege im Nationalsozialismus. 10. Aufl. Frankfurt/Main 2011; Ulmer, Eva-Maria; Steppe, Hilde: „Ich war von jeher mit Leib und Seele gerne Pflegerin". Über die Beteiligung von Krankenschwestern an den „Euthanasie"-Aktionen in Meseritz-Obrawalde. 4. Aufl. Frankfurt/Main 2011; Fürstler, Gerhard; Malina, Peter: „Ich tat nur meinen Dienst". Zur Geschichte der Krankenpflege in Österreich in der NS-Zeit. Wien 2004; McFarland-Icke, Bronwyn Rebekah: Nurses in Nazi Germany. Moral Choice in History. Princeton/NJ 1999.

29 Vgl. Kirchgessner, John C.: „Krankenpflege überschreitet Budget..." Eine Neubewertung der Pflegekosten an der Universität von Virginia, 1945-1965. In: Hähner-Rombach, Sylvelyn (Hg.): Alltag in der Krankenpflege: Geschichte und Gegenwart/Everyday Nursing Life: Past and Present (=Medizin, Gesellschaft und Geschichte, Beiheft 32). Stuttgart 2009, S. 281-307.

30 Ein Beispiel dazu wäre die Krankenpflege in den ehemaligen Kolonien, zu der im Laufe dieses Jahres die Arbeit von Nicole Schweig mit dem Titel „Weltliche Krankenpflege in den deutschen Kolonien Afrikas 1884-1918" im Mabuse Verlag in Frankfurt/Main erscheinen wird.

31 Die ambulante Gemeindepflege lag und liegt vielfach in den Händen konfessioneller Schwestern. Forschungen dazu liegen bislang hauptsächlich zur evangelischen Seite vor. Siehe dazu Nolte, Karen: Eine „heilige Schar einheimischer Missionarinnen" – Diakonissen in der Gemeindepflege im 19. Jahrhundert. In: Thiekötter, Andrea u.a. (2009), S. 139-160; dies.: Pflege von Leib und Seele – Krankenpflege in den Armutsvierteln des 19. Jahrhunderts. In: Hähner-Rombach, Sylvelyn (2009), S. 23-46; zur Zeitgeschichte: Kreutzer, Susanne: Freude und Last zugleich (2009), S. 81-99; dies.: Gemeindepflege in Westdeutschland (2009), S. 161-176; Strupeit, Steve: Gemeindepflege in der DDR – Tätigkeiten und Verantwortlichkeiten von Pflegekräften in der wohnortnahen Versorgung. In: Thiekötter, Andrea u.a. (2009), S. 177-189; Hackmann, Mathilde: „Also früher war man als Schwester selbständig ...". Veränderungen in der Westdeutschen Gemeindekrankenpflege von 1950 bis in die 1980er Jahre. In: Thiekötter, Andrea u.a. (2009), S. 191-207.

32 Vgl. dazu Winkler, Ulrike: „Koreas Not ist unser Nutzen". Koreanische Krankenschwestern in Westdeutschen Krankenhäusern während der 1960er Jahre. In Hähner-Rombach, Sylvelyn (2009), S. 169-182; dies.: Kommentar zur Quelle II, 20: Bericht über eine Informationsreise nach Japan, Korea, Taiwan (1967). In: Hähner-Rombach, Sylvelyn (2008), S. 251-262; Hong, Young-Sun: Germany's Forgotten Guestworkers: Korean Nurses and the Transnational (Re)production of the German Nursing Force. In: Hähner-Rombach, Sylvelyn (2009), S. 183-200. Dem Personalmangel in der Pflege durch Krankenschwestern aus anderen Ländern abzuhelfen, diesen Umstand finden wir auch in anderen westlichen Industrienationen, z. B. in den USA. Dazu: Choy, Catherine Ceniza: Nursing and Migration in Filipino American History. Durham, London 2003.

33 Dann stieg der Anteil von Männern in der Krankenpflege

vor allem in der BRD stärker an, weil sie durch den Zivildienst vermehrt Eingang in diesen Bereich fanden. Vgl. Bernhard, Patrick: „Zivis" in der Pflege. Zur Geschichte einer besonderen Mitarbeitergruppe im bundesdeutschen Sozialsystem. In: Braunschweig, Sabine: Pflege – Räume, Macht und Alltag. Beiträge zur Geschichte der Pflege. Zürich 2006, S. 141-154.

34 Zu den Grenzüberschreitungen in der Geschichte der Krankenpflege siehe Hähner-Rombach, Sylvelyn: Festsetzungen und Überschreitungen: Ein Blick auf Grenzen in der Geschichte der Pflege. In: Kozon, Vlastimil; Seidl, Elisabeth; Walter, Ilsemarie (Hg.): Geschichte der Pflege – Der Blick über Grenzen. Wien 2011, S. 13-33.

35 Panke-Kochinke, Birgit: Unterwegs und doch daheim. (Über-)Lebensstrategien von Kriegskrankenschwestern im Ersten Weltkrieg in der Etappe. Ein Quellen- und Fotoband. Frankfurt/Main 2004; Panke-Kochinke, Birgit; Schaidhammer-Placke, Monika: Frontschwestern und Friedensengel. Kriegskrankenschwestern im Ersten und Zweiten Weltkrieg. Ein Quellen- und Fotoband. Frankfurt/Main 2002; Borrmann, August: Die Diakonissen des Kaiserswerther Verbandes im Weltkriege. Gütersloh 1936.

36 Penkert, Brigitte: Briefe einer Rotkreuzschwester von der Ostfront. Herausgegeben von Jens Ebert und Sibylle Penkert. Göttingen 2006.

Pflegende und ihre Kranken im 19. Jahrhundert

Karen Nolte

Einführung

Bisherige Forschungen zur Geschichte der Krankenpflege im 19. Jahrhundert haben das Verhältnis von Krankenpflegenden zu ihren Patienten und Patientinnen kaum untersucht. Lediglich zeitgenössische normative Vorstellungen darüber, welche charakterlichen Eigenschaften eine Krankenschwester für die Pflege mitbringen musste, wurden herausgearbeitet.[1] Der Pflegealltag im 19. Jahrhundert mit den Interaktionen zwischen Pflegenden und Kranken wurde bisher kaum erforscht.[2]

Die im Folgenden aus alltagsnahen Quellen herausgearbeitete Perspektive der Pflegenden auf ihre Patienten und Patientinnen, die sie häufig einfach „meine Kranke", „mein Kranker" oder auch „Pflegebefohlene" nannten, stellt also eine erste Annäherung an den Pflegalltag dar. Eine patientenzentrierte Analyse des Verhältnisses von Pflegenden und Kranken ist nur möglich, wenn die Schilderungen der Krankenschwestern „gegen den Strich" gelesen werden, da selten Beschreibungen von Patienten selbst in autobiographischen Texten zu finden sind. Eine wichtige Schnittstelle, an der Kranke als soziale Akteure in den Schilderungen der Pflegenden sichtbar werden, sind Konflikte und Krisensituationen. Besonders eindringlich beschrieben Krankenschwestern die Pflege von schwer erkrankten Patienten und Patientinnen – diese Fallgeschichten, welche aus meinem Forschungsprojekt über die Pflege Schwerkranker und Sterbender stammen, bilden in diesem Beitrag einen Schwerpunkt.

Die folgenden Ausführungen basieren zum einen auf den Schwesternbriefen Kaiserswerther Diakonissen aus dem 19. Jahrhundert und den Briefen, welche Agnes Karll (1868-1927) seit 1887 an ihre Mutter geschrieben hatte, bevor sie sich als Reformerin der Krankenpflege in Deutschland und international einen Namen machte. Die Diakonissenbriefe lagern im Archiv der Fliedner Kulturstiftung in Kaiserswerth/Düsseldorf und sind erstmals einer genauen Analyse unterzogen worden. Die im Mutterhaus in der Krankenpflege ausgebildeten Diakonissen wurden in Krankenhäuser, in die Gemeindepflege und Privatpflege ins ganze Deutsche Reich entsandt und berichteten dem Vorsteherpaar des Mutterhauses regelmäßig von ihren Erlebnissen, Erfahrungen, Krisen und Konflikten. Häufig enthalten die Briefe kurze oder längere Fallgeschichten der aus ihrer Sicht bemerkenswerten Kranken. Die Diakonissen waren bestrebt, sich gegenüber den „Eltern" der Diakonissengemeinschaft als folgsame und fromme Schwestern darzustellen. Daher ist aus den Briefen nicht zu ersehen, wie es „wirklich" war, sondern wie die Beziehung von Schwestern und Kranken im „Kosmos Diakonissenmutterhaus"[3] wahrgenommen und interpretiert wurde. Pastor Theodor Fliedner (1800-1864) wollte zwar bei der Gründung der ersten deutschen Diakonissenanstalt in Kaiserswerth im Jahre 1836 hauptsächlich bürgerliche Töchter – vorzugsweise aus dem bildungsbürgerlichen Milieu – für das Diakonissenamt gewinnen. Tatsächlich war die Tätigkeit in der Krankenpflege, welche zu der Zeit noch den sozialen Status des Dienstbotenberufs hatte, für ebendiese jungen Frauen wenig attraktiv. Dafür kamen Frauen aus dem ländlichen klein- und unterbürgerlichen Milieu nach Kaiserswerth.[4] Ihre zuweilen geringe Schulbildung ist in den Briefen deutlich spürbar. Die holprige, grammatikalisch und orthographisch manchmal fehlerhafte Schreibweise vieler Briefe wird in den Zitaten, welche in diesen Beitrag einfließen, originalgetreu wiedergegeben.

Die Briefe Agnes Karlls lagern in der Geschäftsstelle des Deutschen Berufsverbands für Pflegeberufe (DBfK) in Berlin.[5] Die Pflegehistorikerin und Diakonisse Anna Sticker (1902-1995) hat die Briefe 1977 mit erläuternden Passagen als Biographie Agnes Karlls publiziert. Ein Blick in die Originale ist jedoch unerlässlich, da Sticker die Briefe ohne Kennzeichung gekürzt, sprachlich bearbeitet und zuweilen ganze Passagen umgestellt hat.[6] Die Briefe geben Einblick in den Pflegealltag der zu der Zeit noch unbekannten jungen Probeschwester Agnes im Universitätsklinikum in Göttingen in den späten 1880er Jahren sowie in die alltägliche Arbeit der erfahrenen Privatpflegerin Agnes Karll in den 1890er Jahren.

Leitbilder

Bevor ich den Pflegealltag in den Blick nehme, soll kurz der normative Rahmen des Schwestern-Patienten-Verhältnisses skizziert werden, der sich zum einen aus den Dienstordnungen und Ausbildungsmaterialien der Kaiserswerther Diakonissen ersehen lässt, zum anderen aus den von Ärzten verfassten Handbüchern der Krankenpflege.

In der christlichen Krankenpflege wurde die Versorgung der Kranken als Dienst am Nächsten, somit als „Liebesdienst" verstanden und strikt von der Lohnwärterei abgrenzt. In der Kaiserswerther „Haus-Ordnung und Dienst-Anweisung" von 1852 wird entsprechend das Verhältnis der Diakonissen zu den Kranken charakterisiert. Demnach hatte die Diakonisse *„ [...] gegen die Armen und Kranken herzliches Erbarmen, Freundlichkeit, Sanftmuth und*

Geduld anzuziehen, und eine Demuth, als ob jene ihre Herren seyen. Aber sie soll sich als ihre Magd beweisen, nicht um der Armen und Kranken willen, sondern um Jesu willen, also nicht, um von ihnen Lob zu erlangen.“[7]

Aus dieser Passage ist auch zu ersehen, welche Grundhaltung eine Diakonisse in ihrer Arbeit und in ihrem Selbstverständnis als Diakonisse einnehmen sollte: Demut und Selbstverleugnung sollten zu ihren wesentlichen Eigenschaften gehören. Diese Eigenschaften von Pflegenden sowie Sanftmut, Geduld, Frömmigkeit und „Menschenliebe“ führten auch die ärztlichen Handbücher zur Krankenpflege respektive „Krankenwartung“ an[8] – es handelte sich nach zeitgenössischen bürgerlichen Geschlechteridealen um wesentliche Merkmale des „weiblichen Geschlechtscharakters“.[9] Frauen wurde also in besonderem Maße die Fähigkeit, Kranke zu pflegen, zugetraut.[10]

Der von Diakonissen und anderen Krankenpflegerinnen geforderten Sanftmut und Zartheit gegenüber den Pfleglingen stand die für den Stationsalltag geforderte strikte Disziplin, der sich die Kranken zu unterwerfen hatten, entgegen. Kein Kranker durfte ohne Erlaubnis der Schwester sein Zimmer oder gar die Station verlassen. So hatte die Schwester die Besuchszeiten zu reglementieren, mitgebrachte Speisen und eingehende Päckchen und Briefe zu kontrollieren und gegebenenfalls zurückzuhalten, wenn der jeweilige Inhalt ihrer Ansicht nach den Kranken belastete.[11] Die Krankenschwestern wurden angewiesen, auf der Station für Ordnung, Reinlichkeit und Pünktlichkeit zu sorgen. Dieser Zustand sollte allerdings nach Vorstellungen der Ärzte nicht durch „Kommandieren“ erreicht werden, da Pflegende keineswegs als Vorgesetzte der Kranken erscheinen sollten. Vielmehr sollten sie durch vorbildhaftes Verhalten die Kranken dazu anregen, ihnen nachzueifern.[12]

Als besondere Herausforderung in sittlich-moralischer Hinsicht galten für Diakonissen ihre männlichen Kranken.[13] Auf der Männerstation arbeiteten daher männliche Lohnwärter, die für die Körperpflege der männlichen Kranken eingesetzt wurden, weil den Diakonissen aus sittlich-moralischen Gründen eine solche Tätigkeit nicht zugemutet werden sollte. In der Gemeindepflege allerdings war zuweilen auch die Körperpflege bei Männern unumgänglich, wie aus den Berichten der Diakonissen hervorgeht.[14]

Von den Pflegenden wurde erwartet, dass sie stets ein offenes Ohr für die Sorgen und seelischen Nöte ihrer Patienten und Patientinnen hatten. Diese Aufgabe barg nach Ansicht der ärztlichen Autoren der Pflegehandbücher die Gefahr der „Schwatzhaftigkeit“ in sich – so wurden Pflegende ermahnt, sich nicht zu einer „unpassende[n] und tadelnswerthe[n] Neugier“ verleiten zu lassen.[15] Doch fürchteten Ärzte nicht nur, dass Pflegende intime Details aus Gesprächen mit ihren Kranken ausplauderten, vielmehr sahen sie auch die Gefahr, dass Kranken Einzelheiten über ihre Krankheit oder gar eine schlechte Prognose mitgeteilt wurden, welche nach Auffassung der Ärzte nicht für ihre Ohren bestimmt waren.[16] In dem Krankenpflegelehrbuch der „Medizinalabteilung des Königlich Preußischen Ministers der geistlichen, Unterrichts- und Medizinalangelegenheiten“

wurde das Krankenpflegepersonal zu strikter Verschwiegenheit verpflichtet: Nicht nur gegenüber Dritten, sondern den Patienten und Patientinnen selbst durften sie ohne Erlaubnis des Arztes nichts über ihren Krankheitszustand mitteilen.[17] Dieses Schweigegebot galt insbesondere gegenüber unheilbar Kranken, die Ärzte in der Regel nicht über ihren nahen Tod aufklären wollten. Diakonissen, für die der Kern ihrer Krankenpflege die Sorge für den Seelenzustand ihrer Kranken war – die so genannte Seelenpflege – taten sich mit diesem Schweigegebot zuweilen recht schwer. Denn sie deuteten den Krankheitsprozess als „Schule des Herrn“, das heißt als Prüfstein Gottes für fromme Kranke und Strafe Gottes für sündige Kranke. Die Kranken sollten sich so bewusst wie möglich mit ihrem Leiden und sobald wie möglich mit ihrem Sterben auseinandersetzen.[18]

Kaiserswerther Diakonissen und ihre Pflegebefohlenen

Die „Seelenpflege“ – die Sorge für das Seelenheil ihrer Kranken – war zentral für das Selbstverständnis der Diakonissen als Pflegende, auch wenn sie ebenfalls grundlegend in der Leibespflege unterwiesen worden waren.[19] Dementsprechend charakterisierten sie ihre Beziehung zu den Kranken stets im Kontext der Seelenpflege: Die Pflege frommer Kranker wurde daher als erfüllend oder gar „erhebend“ dargestellt, während der Kontakt mit sündigen Kranken, die sich einer Bekehrung widersetzten, als „schwer“ und belastend empfunden wurde. Im Folgenden wird das Verhältnis der Diakonissen zu drei Gruppen von Kranken herausgearbeitet, die sich aus der Analyse der Briefe ergeben haben: 1. arme Kranke; 2. reiche Kranke und 3. Kinder und Jugendliche.

Arme Kranke

Die Krankenpflege Kaiserswerther Prägung war erstens eng mit der „Sozialen Frage“, das heißt konkret mit der Armenfürsorge, verknüpft. Zweitens konnten Armut und Krankheit dem Konzept der „Inneren Mission“ zufolge nur wirksam bekämpft werden, wenn die armen Kranken zum christlichen Glauben zurückgeführt würden – war doch ihr Unglaube und die damit verbundene Unsittlichkeit nach Auffassung der wohltätigen Protestanten die wesentliche Ursache für ihre Armut.[20] Entsprechend vorbelastet traten auch die Diakonissen armen Kranken gegenüber. Über das tatsächliche Ausmaß der geistlichen und materiellen Armut ihrer Pfleglinge berichteten Diakonissen aus der Gemeindepflege sichtlich erschüttert.[21] In der Gemeinde mussten Kranke, um eine gute Pflege zu erhalten, die Missionierungsbestrebungen der Diakonissen über sich ergehen lassen. Schwester Dorothea beschrieb dem Vorsteherpaar 1853 den Fall einer schwerkranken „unverheirathete[n] Person“ mit Kind, die sie zwar zunächst rufen ließ, dann jedoch ablehnte von ihr gepflegt zu werden, als sie merkte, dass die Pflege nur zusammen mit vehementen Bekehrungsversuchen zu haben war. Erst als sie sterbend war, ließ die verzweifelte Frau die Diakonisse wieder zu sich kommen. Die Schwester

beschrieb die Situation folgendermaßen:
„Als sie nun krank wurde und ihr Elend so hoch stieg, ließ sie mich rufen, und als ich hinkam hatte sie denn schon alles im Leihhause stehen. Sie saß in der größten Fieberhitze aufrecht in einer Bettstelle ohne Bett, ohne Stroohsack, ja so gar ohne Strooh, kein Hemde am Leibe, nur ein altes Kleid hatte sie umgehängt. Eine dicke Eiterbeule hatte sie am Rücken, welche der Arzt eine Pestbeule nannte. Ich sprach sie an mit den Worten: Ach Lehna, Lehna was bringt doch die Sünde alles mit sich.“[22]

Offenbar widerstand die Sterbende jedoch weiterhin den Versuchen der Diakonisse, sie zu Gott zurück zu führen und ihr so ein seliges Sterben zu ermöglichen. Schwester Dorothea bewertete die Arbeit bei dieser Schwerkranken als schwere Pflege – sie hatte regelrechte Furcht vor der sündigen Kranken:
„Ich ging mit schwerem Herzen hin u. wieder fort, ob der Geist des Herrn im Stillen an ihrem Herzen hat arbeiten können ich weiß es nicht: die letzte Nacht war Schw. Christine auch mit bei ihr, weil es mir so sehr unheimlich bei der Sterbenden wurde.“[23]

Diakonissen hatten also zuweilen Sorge, dass sie den Anfechtungen ihres Glaubens durch die ungläubigen Kranken nicht Stand halten könnten. Auch Schwester Johanne fürchtete sich vor ihrem wassersüchtigen Pflegling, der sich der Seelenpflege entschieden widersetzte. Als er starb, schrieb sie:
„Da kam seine Sterbestunde, er war nicht bei Bewußtsein, es war Nacht, ich war allein bei ihm ich stand aber mitten in der Stube, es war so unheimlich. Wenn wir in solchen Fällen keinen Heiland hätten was sollten wir wohl machen.“[24]

Reiche Kranke

Reichen Kranken begegneten die Diakonissen ebenfalls mit Vorbehalten im Sinne der biblischen Worte: „Es ist leichter, dass ein Kamel durch das Nadelöhr gehe, denn dass ein Reicher ins Reich Gottes komme“ (NT: Lk 18,25; Mk 10,25). Die Schwestern beschrieben ihren „Eltern“ im Mutterhaus, wie sie an das Bett reicher Kranker traten, um ihnen zu verdeutlichen, dass sie zwar reich an irdischen Gütern, jedoch geistlich arm seien. Auf diese Weise kehrten sie für diesen Moment die sozialen Verhältnisse um, indem sie mit ihrer klein- oder zuweilen gar unterbürgerlichen Herkunft einem reichen Kranken selbstbewusst mit einem Gefühl der Überlegenheit gegenübertraten. Doch, wie aus folgender Episode zu ersehen ist, hatten die Schwestern Mühe, diese Position gegenüber reichen Kranken zu behaupten. So schilderte Schwester Isabelle ihre Erfahrung mit einem jungen reichen Kaufmann, der an Typhus erkrankt, dem Tod knapp entkommen war, wie folgt:
„ [...] als er auf der Besserung war, fragte ich ihn als er nach einer Zeitung verlangte, ob er nicht lieber zuerst einen Dankpsalm lesen wollte, und ob sich denn in seinem Herzen keine Spur von Dankgefühl rege gegen den, der ihm aus schwerer Krankheit geholfen; darauf gab mir der Patient zur Antwort, dass nur seine gute Natur, Ärzte u. Schw. ihm geholfen hätten.“[25]

Mit Genugtuung beschrieb Schwester Isabelle dann im Weiteren, wie der junge Kaufmann einen Rückfall erlitt und nun doch zugänglicher für das Wort Gottes wurde. Ihren Schilderungen zufolge wurde aus dem ungläubigen Materialisten ein frommer

Christ. Bei einer anderen reichen Kranken war die Diakonisse sich am Ende nicht sicher, ob die Patientin selig gestorben war. Schwester Emilie schilderte die Fallgeschichte folgendermaßen:

„So bekam ich auch kürzlich eine englische Dame, welche zur Operation hier her beschieden ward, sie hatte ein inneres Leiden und gleich bei der Untersuchung sahen die Ärzte wohl, daß hier eine Operation nicht mehr nöthig sei, sondern die Kranke vielleicht nur noch einige Tage zu leben hätte, ihr selbst sollte es verheimlicht werden, weil man eine zu große Aufregung befürchtete, da sie sehr am Leben hing u. von ihrem furchtbaren Reichthum sich gar nicht trennen wollte; nun, der Zustand verschlimmerte sich und die Angehörigen wünschten, daß die Kranke die letzte Oelung bekäme, sie war katholisch. Jetzt erst merkte sie, daß sie mit einem Fuß am Grabe stehe und versuchte sich in die Arme des Heilands zu werfen.“[26]

Kinder und Jugendliche

Besonders bewegend für die Diakonissen war die Pflege schwer erkrankter Kinder und Jugendlicher. Eine wichtige Basis für die Seelenpflege war der Ausspruch Jesu: „Wer nicht das Reich Gottes annimmt wie ein Kind, der wird nicht hineinkommen“ (NT: Mk 10,15; Lk 18,17). Demnach galt für die Seelenpflege die Grundannahme: Je mehr das Wesen eines Pfleglings dem eines Kindes ähnelte, desto aussichtsreicher waren die Bemühungen um dessen Seelenzustand. Nach zeitgenössischen bildungsbürgerlichen Vorstellungen waren demnach Ungebildete offener für die Seelenpflege als Gebildete, junge Kranke williger als ältere und Frauen zugänglicher als Männer.[27] Demzufolge ist es nicht erstaunlich, dass Diakonissen bei der Pflege von Kindern ihre Offenheit für das Wort Gottes als vorbildlich herausstellten. Schwester Johanne schilderte die Geschichte eines Mädchens wie folgt:

„Aber ein liebes Mädchen habe ich zu Pflegen, sie ist die Tochter des verstorbenen Herrn Pastor Stein aus Gräten, die ist heute 2 Jahre hier, an der Lungenschwindsucht leidet sie, o ein so liebes gefärdetes Mädchen sie ist so anspruchslos und sehnt sich so nach ihrem Jesus. Wenn sie oft nichts Essen kann oder sonst recht Elend ist so strahlen ihre Augen vor Freude das sie jetzt bald in die rechte Heimath zu ihrem Heiland kommt. Nur ihrem Jesum zu Ehren zu leben ist ihre größte Lust. Es sind doch im vorigen Jahre einige, wo man es von weiß, im festen Vertrauen auf ihren Heiland gestorben, o was ist das für eine Freude das versüßt alles schwere.“[28]

Und auch Schwester Caroline war sehr beeindruckt von der Frömmigkeit eines 15-jährigen Mädchens mit „Nervenfieber“[29], das fleißig zum „Herrn Jesum“ sang und betete:

„ [... wir] hörten [sie] ihrem Heiland Lob u Danklieder singen[,] sie ging noch keinen Abend Schlafen oder sie mußte ihr Herz vor dem Herrn ausschütten.“[30]

Die Geschichten dieser mit kindlichem Gemüt glaubenden Mädchen wurden in der Darstellung der Diakonissen jeweils kontrastiert mit besonders „sündigen“ Kranken, die sich gegen die Missionierungsversuche der Diakonissen sperrten.

Das Verhältnis der Diakonissen zu den Kranken war also wesentlich durch die Bereitschaft letzterer bestimmt, sich der Seelenpflege der frommen Schwestern zu öffnen. „Schwere“ Pflegen waren in der Wahrnehmung der Diakonissen demnach nicht primär durch körperlich harte Arbeit in der Leibespflege oder harte Arbeitsbedingungen wie häufige Nachtwachen bedingt, sondern vor allem durch den bedauerlichen Seelenzustand der Kranken und ihren Widerstand gegen die Seelenpflege.[31]

Agnes Karll und ihre Patienten

Agnes Karll begann im August 1887 im Clementinenstift in Hannover ihre Ausbildung zur Krankenpflegerin. Die Gründerin und Oberin dieser Schwesternschaft, Olga von Lützerode (1836-1917), die der bürgerlichen Frauenbewegung nahe stand und sich an dem Ausbildungssystem Florence Nightingales (1820-1910) orientierte, legte besonders großen Wert auf medizinische Kenntnisse und eine sorgfältige Ausbildung in der Leibespflege.[32] Bereits in ihrer Zeit als Probeschwester musste Agnes Karll viele Nachtwachen übernehmen:

„Seit drei Wochen pflege ich ein 15 jähriges typhuskrankes Mädchen, zu Anfang mit Schw. Hanna und Hertha, dann aber am Tage ausschließlich, da sie eine besondere Vorliebe für mich hatte. Natürlich fielen mir da auch die meisten Nachtwachen zu. Ich habe aber immer nur 2 Nächte gewacht u. dann mehrere geschlafen u. die Nachtwachen wurden mir noch leichter wie ich erwartete. Bis jetzt hatte ich sehr schwere Wachen, heute schläft die Kleine ruhiger u. die Temperatur ist niedrig. […] Die Krisis kann stündlich eintreten u. die letzten Tage gaben uns Hoffnung, aber der Herzfehler an dem die Kranke leidet, macht die Pflege so sehr verantwortlich und ich fürchtete mich zu Anfang recht davor […].“[33]

Die Beschreibung der jungen Schwester Agnes schwankt zwischen Stolz und Überforderung. Sie war als Nachtwache ausgewählt worden, weil sie eine besondere Beziehung zu der Kranken hatte – zugleich fühlte sie die Last der Verantwortung, die auf ihr als Anfängerin ruhte. Bereits wenige Monate nach Beginn ihrer Ausbildung im März 1888 wurde sie nach Göttingen in die Universitätsklinik als Ersatz für eine erkrankte Schwester aus dem Clementinenhaus entsandt. Dort pflegte sie viele Schwerkranke. Sie schilderte ihrer Mutter, wie diese körperlich anstrengende Pflege mit vielen Nachtwachen sie an den Rand ihrer Kräfte brachte.[34]

In den Jahren 1891 bis 1898 war die inzwischen erfahrene Krankenpflegerin Agnes Karll in der Privatpflege in Berlin tätig. Sie arbeitete auf eigene Rechnung ohne ein schützendes Mutterhaus im Rücken bei den Kranken Zuhause, wo sie bei besonders intensiver Pflege auch über Nacht bleiben musste. Dort begegnete die gebildete, aus einer verarmten Gutsbesitzerfamilie stammende Schwester Agnes wohlhabenden Kranken aus dem bildungsbürgerlichen Milieu. Eine besonders enge Beziehung zu einer Kranken schilderte Karll im Falle der im Endstadium an Darmkrebs erkrankten Frau Geheimrat Klipfel. Die „fast krankhafte Vorliebe“ der Kranken für sie empfand Karll gleichermaßen als Auszeichnung und Belastung. Die Patientin wollte sich nicht mit ihrem nahe bevorstehenden Tod auseinandersetzen, und der Arzt hatte der Schwester Schweigen über die tödliche Prognose auferlegt. Schwester Agnes beschrieb diese Situation als sehr belastend:

„Geistige Not hat immer noch schlimmere Wirkung auf mich als körperliche Leiden, und solche Qual

habe ich so anhaltend in all den langen Jahren nie gesehen. Dies Sich Anklammern an die tausend Nichtigkeiten des Lebens, dies sich Auflehnen gegen den Willen Gottes, den die Ärmste sich immer wieder zu verschleiern sucht, wenn sie momentan auch völlig klar sieht, es war so unendlich trostlos."[35]

Das bedingungslose Vertrauen ihrer Patientin belastete Agnes Karll also sehr angesichts der Tatsache, dass sie der Kranken ihren wahren Krankheitszustand verschweigen musste. Sie wünschte sich eine offene Auseinandersetzung mit dem unvermeidlichen Tod und hätte die Kranke gern dazu gebracht, sich dem zu stellen.

Aus dieser Episode der Arbeit Agnes Karlls in der Privatpflege ist zu ersehen, dass die zwischenmenschlich schwierige Beziehung zu der Kranken, die auch durch äußere Rahmenbedingungen, wie ihre Schweigepflicht, zusätzlich belastet wurde, wesentlich das Verhältnis zu der Kranken prägte.

Schlussbemerkung

Das Verhältnis zwischen Pflegenden und Kranken im Krankenhaus wurde sowohl in den Briefen der Diakonissen als auch in denen Agnes Karlls selten detailliert beschrieben. Lediglich in den Briefen der Diakonissen werden kurze Fallgeschichten aus der stationären Pflege skizziert. In ausführlicher Weise widmen sich der individuellen Krankengeschichte eines Pfleglings eher Briefe aus der Privat- und Gemeindepflege.

Als grundlegendes Problem wurde von den Pflegenden, deren Verhältnis zu den Kranken durch persönliche Nähe geprägt war, ihre Schweigepflicht den Kranken gegenüber empfunden – insbesondere, wenn sie unheilbar Kranken ihre Prognose verschweigen mussten. Gerade von den Diakonissen wurde diese Regelung als Hindernis für ihre zentrale Aufgabe, die Seelenpflege der Schwerkranken, wahrgenommen.

Aus Sicht der Pflegenden war eine Pflege insbesondere dann „schwer", wenn Kranke ihre Auffassungen vom Umgang mit Krankheit und Sterben nicht teilten. Liest man die Schilderungen dieser Begegnungen zwischen Pflegenden und Gepflegten aus Sicht der Kranken, so ist zu sehen, dass Kranke sich trotz strikter Stationsordnungen und der Abhängigkeit von der Pflegerin gegen die Pflegenden behaupteten. Als „schwierig" galten Pfleglinge also immer dann – und das unterscheidet sich wenig von heutigen Wahrnehmungen von Patienten und Patientinnen in der Pflege – wenn sie sich „eigensinnig", uneinsichtig oder gar widerständig gegen die Anweisungen der Pflegenden verhielten.

1 Vgl. Bischoff, Claudia: Frauen in der Krankenpflege. Zur Entwicklung von Frauenrolle und Frauenberufstätigkeit im 19. und 20. Jahrhundert, Frankfurt am Main, New York 1994, insbesondere: S. 81-92; Schmidt, Jutta: Beruf: Schwester. Mutterhausdiakonie im 19. Jahrhundert (=Reihe „Geschichte und Geschlechter", 24), Frankfurt am Main, New York 1998, insbesondere S. 117-160; Köser, Silke Christiane: „Denn eine Diakonisse = darf kein Alltagsmensch sein." Kollektive Identitäten Kaiserswerther Diakonissen 1836-1914 (=Historisch-theologische Genderforschung 2), Leipzig 2006.

2 Für das 19. Jahrhundert liegt lediglich eine Studie vor: vgl. Klein, Walter: „Sie sehen mir alle mit freundlichen Gesichtern entgegen." Die Beziehung zwischen Patienten und Krankenschwestern im Saarbrücker Bürgerhospital in der Mitte des 19. Jahrhunderts. Medizin, Gesellschaft und Geschichte 21 (2002), S. 63-90.
Lediglich in der Forschung zum 20. Jahrhundert wurde das alltägliche Schwestern-Patienten-Verhältnis intensiv herausgearbeitet: vgl. vor allem die Arbeiten von Susanne Kreutzer, die Diakonissen zu ihrer alltäglichen Arbeit in den 1950er und 1960er Jahren befragt hat: Vgl. u. a. Kreutzer, Susanne: Fürsorglich-Sein. Zur Praxis evangelischer Gemeindepflege nach 1945. L'Homme. Europäische Zeitschrift für Feministische Geschichtswissenschaft 19 (2008), S. 61-80; dies.: Alltag und Organisation evangelischer Krankenpflege. Care in historischer Perspektive, 1950–1980, erscheint im Frühjahr 2011 in: Branenburg, Hermann und Kohlen, Helen (Hrsg.): Gerechtigkeit und Solidarität im Gesundheitswesen, Stuttgart. Vgl. auch Gause, Ute und Lissner, Cordula (Hrsg.): Kosmos Diakonissenmutterhaus. Geschichte und Gedächtnis einer protestantischen Frauengemeinschaft (=Historisch-theologische Genderforschung 1), Leipzig 2005.

3 Diesen prägnanten Begriff habe ich übernommen von Gause/Lissner 2005.

4 Zur sozialen Herkunft der Diakonissen im 19. Jahrhundert vgl. Schmidt (1998), S. 161-216.

5 Es handelt sich um Fotokopien der Originalbriefe, die in deutscher Schrift geschrieben sind. Die Originale sind bislang verschollen.

6 Vgl. hierzu Nolte, Karen: The Relationship between Doctors and Nurses in Agnes Karll's Letters around 1900, in: Women's History Magazine (2011), S. 9-17.

7 Haus-Ordnung und Dienst-Anweisung für die Diakonissen in der Diakonissen-Anstalt zu Kaiserswerth, 1852, S. 3-4, Bibliothek der Fliedner Kulturstiftung, Sign.: Rep. II Fc1.

8 Vgl. Dieffenbach, Johann Friedrich: Anleitung zur Krankenwartung. Berlin 1832, S. 5-13; Gedike, Carl Emil: Handbuch der Krankenwartung. Zum Gebrauch für die Krankenwart-Schule der K. Berliner Charité-Heilanstalt sowie zum Selbstunterricht. Fünfte vermehrte Auflage, Berlin 1854, S. 1-11. Auch in den Handbüchern des ausgehenden 19. Jahrhunderts wurden diese grundlegenden Eigenschaften von Pflegenden betont: vgl. Billroth, Theodor: Die Krankenpflege im Hause und im Hospitale. Ein Handbuch für Familien und Krankenpflegerinnen, Wien 1881, S. 9-15 und Salzwedel, Julius Wilhelm Rudolf: Handbuch der Krankenpflege. Zum Gebrauch für die Krankenwartschule des Kgl. Charité-Krankenhauses sowie zum Selbstunterricht, 9. Aufl., Berlin 1909, S. 477-483.

9 Vgl. Hausen, Karin: Die Polarisierung der „Geschlechtscharaktere" – Eine Spiegelung der Dissoziation von Erwerbs- und Familienleben. In: Conze, Werner (Hrsg.): Sozialgeschichte der Familie in der Neuzeit Europas. Stuttgart 1976, S. 363-393.

10 Vgl. hierzu auch Bischoff (1994).

11 Haus-Ordnung (1852), S. 58-70.

12 Vgl. Salzwedel, Julius Wilhelm Rudolf: Handbuch der Krankenpflege. Zum Gebrauch für die Krankenwartschule des Kgl. Charité-Krankenhauses sowie zum Selbstunterricht, 9. Aufl., Berlin 1909, S. 477-483; vgl. auch Medizinalabteilung des Königlich Preußischen Ministeriums für geistliche, Unterrichts- und Medizinal-Angelegenheiten (Hrsg.): Krankenpflegelehrbuch, Berlin 1909, S. 308.

13 Vgl. Haus-Ordnung (1852), S. 71-72.

14 Vgl. Archiv der Fliedner Kulturstiftung (FSAK): Cleve, Schwesternbriefe 1845–1854, Sign.: 1337, Brief von Mathilde Krüger, am 17.12.1850. Schwester Mathilde schrieb, dass sie zum ersten Mal einen Mann gepflegt habe. Es sei ihr leichter gefallen, weil er Ähnlichkeit mit ihrem Vater gehabt habe.

15 Vgl. Gedike (1854), S. 15.

16 Vgl. insbesondere Billroth (1881), S. 11-12; Salzwedel (1909), S. 433.

17 Vgl. Medizinalabteilung (1909), S. 310, § 314.

18 Vgl. Nolte, Karen: Telling the painful truth – nurses and physicians in the nineteenth century. In: Nursing History Review 16 (2008), S. 115-34.

19 Vgl. FSAK, Sign.: Rep II: Fd, Medicinischer Cursus I-III.

Hierbei handelt es sich um eine sorgfältig angefertigte Zusammenstellung des Unterrichts, der medizinisches Wissen der Zeit vermittelte sowie Tätigkeiten und Fertigkeiten der leiblichen Pflege ausführlich darstellt.

20 Vgl. Greschat, Martin: Die Vorgeschichte der Inneren Mission, in: Röper, Ursula und Jüllig, Carola (Hrsg.): Die Macht der Nächstenliebe. Einhundertfünfzig Jahre Innere Mission und Diakonie 1848-1998, Berlin 1998, S. 46-57.

21 Vgl. u.a. FSAK: Schwesternbriefe Gemeinde Elberfeld, 1846–1862, Sign.: 1787, Brief Elisabeth Borns vom 4.7.1849; FSAK: Cleve, Schwesternbriefe 1845–1854, Sign.: 1337, Brief Louise Türners vom 3.4.1845.

22 FSAK: Cleve, Schwesternbriefe 1845–1854, Sign.: 1337, Brief Dorothea Haubes vom 11.2.1853.

23 Ebenda.

24 FSAK: Wuppertal-Elberfeld, Schwesternbriefe, Krankenhaus, 1851–1865, Sign.: 1779, Brief Johanne Niendiekers vom 9.1.1862.

25 FSAK: Aachen Luisenhospital, Schwesternbriefe, Sign.: 1094, 1872–1881, Brief Isabelle Kummers vom 24.1.1879.

26 FSAK: Aachen Luisenhospital, Schwesternbriefe, Sign.: 1094, 1872–1881, Brief Emilie Lemkes vom 7.9.1879.

27 Vgl. hierzu Kreutzer, Susanne und Nolte, Karen: Seelsorgerin „im Kleinen“ – Krankenseelsorge durch Diakonissen im 19. und 20. Jahrhundert. In: Zeitschrift für medizinische Ethik 56 (2010), S. 45-56.

28 FSAK: Schwesternbriefe Wuppertal-Elberfeld, Krankenhaus, 1851–1865, Sign.: 1779 Brief Johanne Niendiekers vom 6.1.1860.

29 Bei „Nervenfieber“ handelt es sich um eine Erkrankung, die nicht in heutige Vorstellungen von Krankheitseinheiten übersetzbar ist: „Nervenfieber“ konnte auf „Erkältung“, „katarrlisches“, „gastrisches“ oder „rheumatisches“ Fieber folgen, durch welche das Nervensystem irritiert und zuweilen noch durch zusätzliche „Gemüthserschütterungen“ in Mitleidenschaft gezogen worden war. Nicht selten endete das „Nervenfieber“ mit dem Tod.

30 FSAK: Dortmund, Schwesternbriefe 1851–1861, Sign.: 1191, Brief Karoline Giebelers vom 17.1.1858.

31 Vgl. hierzu auch Nolte, Karen: Pflege von Sterbenden im 19. Jahrhundert. Eine ethikgeschichtliche Annäherung. In: Kreutzer, Susanne (Hrsg.): Transformationen pflegerischen Handelns. Institutionelle Kontexte und soziale Praxis vom 19. bis zum 21. Jahrhundert, Göttingen 2010, S. 87-108.

32 Zum Clementinenstift vgl. Weber-Reich, Traudel: „Wir sind die Pionierinnen der Pflege ...“ Krankenschwestern und ihre Pflegestätten im 19. Jahrhundert am Beispiel Göttingens, Bern 2003, S. 111-139.

33 Archiv des DBfK Berlin, Agnes Karll an ihre Mutter Ida Karll am 11.11.1887.

34 Vgl. Archiv des DBfK Berlin, Agnes Karll an ihre Mutter Ida Karll am 2.6.1888.

35 Archiv des DBfK Berlin, Agnes Karll an ihre Mutter Ida Karll am 8.11.1894.

Kernkompetenzen der Pflege

Hedwig François-Kettner

Für Deutschland „Pflege" in ihren Kernkompetenzen zu beschreiben, ist aus verschiedenen Gründen gar nicht so leicht. Hier hat sich über Jahrzehnte hinweg Pflege als medizinischer Assistenzberuf einordnen lassen.[1] Insbesondere im Nationalsozialismus waren Ansätze wissenschaftlicher Pflege unerwünscht und wurden aufgegeben. Während amerikanische Pflegewissenschaftlerinnen wie Norma Lang[2] einen theoretischen Überbau beschrieben und einige angloamerikanische Kolleginnen dezidiert Pflegetheorien entwickelten, konnten in Deutschland erst mit der Denkschrift der Robert Bosch Stiftung zur Hochschulausbildung für Lehr- und Leitungskräfte „Deutschland braucht Eliten" 1992[3] Forderungen namhafter Mitglieder, jener Kommission, die die Denkschrift erarbeitet hatte, unterstützend wirken.

Mit der Einführung erster Studiengänge in Deutschland (1976-1982 erster, nicht fortgeführter Modellstudiengang Pflege an der Freien Universität Berlin; seit 1980 Studiengänge an der Fachhochschule Osnabrück; inzwischen über 70 Studiengänge bundesweit, davon etwa 75 % an Fachhochschulen) konnte eine Grundlagenbeschreibung „aus der Pflege für die Pflege"[4] entwickelt werden. Förderlich war dabei der Austausch mit dem angloamerikanischen Ausland, wo seit 1920 Pflege studiert werden kann. Auch die deutsche Wiedervereinigung beförderte die Debatte: In der DDR war für den Pflegeberuf eine akademisierte berufliche Entwicklung möglich (seit 1963 gab es den Studiengang Medizinpädagogik sowie seit 1982 ein Pflege-Diplomstudium an der Charité). Größere selbständige Tätigkeiten waren im Bereich der Gemeinde- und Betriebskrankenschwestern etabliert.

Florence Nightingale (1820-1910) formulierte 1860: *„Pflege unterstützt die Genesung des Patienten, indem sie ihm seine Umwelt (Nahrung, Interaktion, Körperpflege) nutzbar macht."*[5] Sie gilt für viele weltweit als die erste Pflegewissenschaftlerin. Mit ihrer hohen mathematischen Begabung führte sie systematische Studien zum Beispiel bei Infektionen durch.

Der International Council of Nurses (ICN – Weltbund der Pflegenden) erstellte 1953 einen Ethikkodex für Pflegende. Darin heißt es: Ziel der Pflege ist es, „*Gesundheit zu fördern, Krankheit zu verhüten, Gesundheit wieder herzustellen, Leiden zu lindern. Es besteht ein universeller Bedarf an Pflege. Untrennbar von Pflege ist die Achtung der Menschenrechte, einschließlich des Rechts auf Leben, auf Würde und auf respektvolle Behandlung.*"[6] 1973 wurde in Mexiko-City der ICN-Code, ein Rahmen- und Richtlinienwerk für pflegerisch-ethisches Handeln formuliert.[7]

Weitergehend und in der Ausübung von Pflege in Deutschland zur Zeit nicht entsprechend möglich, ist die Definition des amerikanischen Berufsverbands der Pflegenden (American Nursing Association, ANA): „*Pflege ist das Erkennen und Behandeln menschlicher Reaktionen auf gesundheitliche Probleme.*"[8]

Das deutsche Krankenpflegegesetz äußerte sich 1980 eingehend zu den Anforderungen an die Ausbildung. Sie zielen auf die „*sach- und fachkundige umfassende, geplante Pflege des Patienten, die gewissenhafte Vorbereitung, Assistenz und Nachbereitung bei Maßnahmen der Diagnostik und Therapie, die Anregung und Anleitung zu gesundheitsförderndem Verhalten, die Beobachtung des körperlichen und seelischen Zustandes des Patienten und der Umstände, die seine Gesundheit beeinflussen, sowie die Weitergabe dieser Beobachtungen an die an der Diagnostik, Therapie und Pflege Beteiligten, die Einhaltung lebensnotwendiger Sofortmaßnahmen, die Erledigung von Verwaltungsaufgaben und die mit der Versorgung der Kranken verbundenen hauswirtschaftlichen und sonstigen Assistenzaufgaben.*"[9]

Erst 2003 wurde im reformierten Krankenpflegegesetz[10] auch in Deutschland einem international längst selbstverständlichen Pflegeverständnis Rechnung getragen. Dabei wurde die hauswirtschaftliche Versorgung als Aufgabe gestrichen und der Entwicklung der Professionalität mehr Raum gegeben, wobei die Orientierung am allgemein anerkannten Stand pflegewissenschaftlicher, medizinischer und weiterer bezugswissenschaftlicher Erkenntnisse gefordert wurde. Professionelle Pflege ist heute ein variantenreicher und interessanter Beruf, der viele Möglichkeiten bietet und der sich sicher rapide weiter entwickeln wird.

Zu den Aufgaben der Pflege nach dem Krankenpflegegesetz von 2003 gehören als eigenverantwortliche Tätigkeiten:

- Erhebung und Feststellung des Pflegebedarfs, Planung, Organisation, Durchführung und Dokumentation der Pflege,
- Evaluation der Pflege, Sicherung und Entwicklung der Qualität der Pflege,
- Beratung, Anleitung und Unterstützung von zu pflegenden Menschen und ihren Bezugspersonen in der individuellen Auseinandersetzung mit Gesundheit und Krankheit,
- Einleitung lebenserhaltender Sofortmaßnahmen bis zum Eintreffen der Ärztin oder des Arztes.

Als Aufgaben im Rahmen der Mitwirkung an medizinischen Handlungen wurden festgelegt:

- Eigenständige Durchführung ärztlich veranlasster Maßnahmen,
- Maßnahmen der medizinischen Diagnostik, Therapie oder Rehabilitation,
- Maßnahmen in Krisen- und Katastrophensituationen,
- Interdisziplinäre Zusammenarbeit mit anderen Berufsgruppen, um dabei multidisziplinäre und berufsübergreifende Lösungen von Gesundheitsproblemen zu entwickeln.

Das methodische Pflegen ist relativ jung: Vera Frey führte in den USA 1953 zum ersten Mal den Begriff Pflegediagnose (nursing diagnosis) ein. Lydia Hall stellte in den USA 1955 den Pflegeprozess vor, der damals aus drei Phasen bestand: Untersuchung, Beschluss, Aktion.[11] Seit 1973 wird von der NANDA (North American Nursing Diagnosis Association) alle zwei Jahre eine Konferenz zur Weiterentwicklung der Pflegediagnosen und des Pflegeprozesses organisiert. Folgende wesentliche Ziele werden damit verbunden:

- Abgrenzung des Fachgebiets
- Verbesserung der Kommunikation
- Verbesserung der Pflege
- Vergleichbarkeit im Gesundheitswesen

Patricia Benner (1934) unterscheidet die pflegerischen Kernkompetenzen nach den formalen Kriterien der Ausbildung, der weiteren Qualifikation sowie nach den erworbenen Erfahrungen der einzelnen Pflegenden.[12] Nach ihrer Definition entwickelt sich eine Krankenschwester mit Zunahme von Wissen und Erfahrung über fünf Stufen hin zur Pflegeexpertin.

In Deutschland werden pflegerische Kernkompetenzen heute noch relativ streng gegenüber der medizinisch-ärztlichen Aufgabenkompetenz abgegrenzt: Es gibt für die Pflegeberufe in den Lehrplänen aufgestellte Profile, die die Pflegeleistungen am Patienten beinhalten. Die in anderen Staaten zusätzlich entwickelten und verfolgten Aufgabenprofile, wie selbstständige Diagnostik, sind hierzulande aufgrund der im ärztlichen Berufsrecht beschriebenen umfassenden Vorbehaltsaufgaben bis auf zu delegierende Aufgaben und die direkte Pflegediagnostik zur Zeit nahezu ausgeschlossen. Die Unterscheidungsmerkmale der pflegerischen Aufgaben und Kompetenzen differieren nicht unwesentlich in der Akutpflege beziehungsweise der Langzeitpflege, wobei im ambulanten und im nachstationären Geschehen die Pflegenden unbeeinflusster selbständige Leistungen erbringen können.

Die überwiegend im angelsächsischen und angloamerikanischen Bereich entwickelten Pflegetheorien bilden heute zum Teil auch in Deutschland die Grundlage für pflegerische Ausrichtungen in den Betrieben. Die Einteilung konzeptioneller Modelle[13] wird anschaulich im Lehrbuch „Professionelle Pflege“ aufgezeigt. Danach werden die beschriebenen Modelle hinsichtlich ihrer philosophischen, zwischenmenschlichen, energetischen und systemischen Grundausrichtung eingeteilt. Man unterscheidet sogenannte Bedürfnismodelle, Interaktionsmodelle und Ergebnismodelle.

Während Florence Nightingale die professionelle Pflege in Zusammenhang mit Natur und Umgebungsfaktoren bringt und die Bedeutung detaillierter Pflegerichtlinien bezüglich Luft, Licht, Wärme, Sauberkeit, Geräusche und Ernährung in ihrem Buch „Notes on Nursing" beschreibt , forderte Hildegard Peplau (1909-1999)[14] 90 Jahre später einen weiteren signifikanten therapeutischen und zwischenmenschlich notwendigen Prozess: „*Nurse the sick one, and not the sickness*" (Pflege den Kranken und nicht die Krankheit).[15]

Auf Bitte des International Council of Nurses veröffentlichte Virginia Henderson (1897-1996) im Jahr 1966 ein konzeptionelles Modell. Ihre Definition des Pflegens lautet wie folgt: „*Es ist die eigenständige Funktion der Pflege, dem Individuum, ob krank oder gesund, beim Verrichten der Aktivitäten beizustehen, die zur Gesundheit oder Genesung (oder die Hilfe zum friedlichen Sterben, wenn keine Genesung mehr möglich ist) beitragen und die das Individuum ohne Hilfe verrichten würde, wenn es die dazu nötige Stärke, Willenskraft oder Kenntnis besäße. Die Pflegende muss so handeln, dass die Person der geholfen wird, so schnell wie möglich wieder unabhängig wird.*"[16]

Die vierzehn Aspekte der Grundpflege nach Henderson sind:

1. dem Patienten bei der Atmung helfen,
2. dem Patienten beim Essen und Trinken helfen,
3. dem Patienten bei Ausscheidungen helfen,
4. dem Patienten helfen, eine gewünschte Haltung im Laufen, Sitzen und Liegen einzunehmen, sowie von der einen Haltung in eine andere zu wechseln,
5. dem Patienten helfen, ruhen und schlafen zu können,
6. dem Patienten helfen, Kleidung auszusuchen und sich an- und auszukleiden,
7. dem Patienten helfen, seine Körpertemperatur innerhalb normaler Bereiche zu halten,
8. dem Patienten bei der Reinhaltung und Pflege seines Körpers helfen und ihm helfen, seine Haut zu schützen,
9. dem Patienten helfen, Gefahren in seiner Umgebung zu meiden, andere gegen eventuell von dem Patienten ausgehende Gefahren, wie Infektionen oder Gewalttätigkeiten, zu schützen,
10. dem Patienten helfen, mit anderen zu kommunizieren,
11. dem Patienten helfen, seinen Glauben bekennen zu können oder in Übereinstimmung mit seiner Lebensüberzeugung zu leben,
12. dem Patienten bei der Arbeit oder bei produktiven Betätigungen helfen,
13. dem Patienten bei kreativen Betätigungen helfen,
14. dem Patienten beim Lernen helfen.

Die fundamentalen Bedürfnisse, an denen die Pflege sich orientiert, werden, so Virginia Henderson, bestimmt durch:

- das Alter,
- den emotionalen Zustand (Stimmung und Temperament),
- den sozialen und kulturellen Hintergrund,
- den körperlichen und geistigen Zustand, der gemessen wird an den Kriterien:
  Gewicht,
  Geisteszustand,
  Möglichkeiten oder Einschränkungen der Sinne,
  Bewegungsmöglichkeiten oder -hindernisse.

Dorothea Orem (1914-2007)[17] unterteilt Pflege in die Kategorien vollständig kompensierend, teilweise kompensierend und unterstützend/erklärend. Sie beschreibt insbesondere die Selbstpflegefähigkeiten des Patienten, an dem sich Pflegende zu orientieren haben. Dabei legt sie besonderen Wert auf die Aktivierung der vorhandenen Fähigkeiten des Patienten und die Beschränkung pflegerischer Interaktionen auf Unterstützung nur bei vorhandenen Defiziten beim Patienten.[18]

In der Ausbildung werden die unterschiedlichen Modelle gelehrt, aber auch und insbesondere auf die Notwendigkeit individueller patientenorientierter Entscheidungen hingewiesen. Es ist sinnvoll, je nach Patient und seinen Bedürfnissen gegebenenfalls mehrere unterschiedliche Modelle zu kombinieren und zur Anwendung zu bringen. In jedem Fall ist die stattgefundene Pflege zu evaluieren und gegebenenfalls anzupassen.

Mit den in Deutschland föderalen Programmen der Weiterbildungen in der speziellen Pflege, wie der Weiterbildung zur Fachkrankenpflegekraft für Anästhesie-Intensivpflege, Onkologische Pflege, Psychiatrische Pflege und anderen, kann die Pflegende zusätzliche Qualifikationen erlangen und erweiterte Leistungen erbringen.

Zusammenfassung

Die aktuellen Kernkompetenzen der professionell Pflegenden liegen mit Blick auf die stationäre Versorgung im Krankenhaus im Wesentlichen in folgenden Aufgabenprofilen:

- Anwendung des Pflegeprozesses je Patient 24 Stunden täglich, 365 Tage im Jahr im jeweiligen Arbeitsbereich,
- Statuserhebung, Pflegediagnose, Planung – könnte als Vorbehaltsaufgabe gelten, Durchführung der Pflegemaßnahmen, Evaluation, Anpassung,
- Überwachung, Beobachtung, Steuerung von Pflegemaßnahmen,
- Überwachung der vom Arzt verordneten Therapie,
- Kenntnisse aus anderen Fachbereichen im Rahmen der Arbeit im therapeutischen Team auf die jeweilige Situation übertragen,
- Interpretationsfähigkeit, Reaktionsschnelligkeit, situative Anpassungsfähigkeit,
- hohe soziale Kompetenz, auch in der Kommunikation mit Patienten und Angehörigen, Kollegen, anderen Fachdisziplinen und Berufsgruppen sowie mit Vorgesetzten,
- produktive psychosoziale Fähigkeiten (zum Beispiel Gesprächsführung bei Angst, Aggression, Deeskalation, Krisenintervention) und reflektierende Fertigkeiten (zum Beispiel Reflexaktion bei Reanimation)
- Umgang mit eigener und fremder Trauer,
- Pflegedokumentation: valide, lesbar, vollständig, übersichtlich,
- Kontinuität und Koordination der Pflegeorganisation (ambulant, stationär), auch über die eigene Berufsgruppe hinaus,
- Technisches Verständnis im Umgang mit Medizintechnik,
- Administration, Organisation der Stationseinheit, wirtschaftliches Denken.

Zahlreiche Institutionen haben sich in den vergangenen Jahren an Modellstudiengängen zur grundständigen akademischen Ausbildung beteiligt. Die Modelle schließen mit einem Bachelor of Arts oder Bachelor of Science ab. Sie orientieren sich dabei an internationalen Vorbildern. Deutschland ist neben Österreich in Europa der einzige Staat, der sich bisher mit einem reinen dreijährigen Ausbildungsberuf zufriedengibt. Mit der akademisierten Ausbildung soll unter anderem die Grundlage verbunden werden, einer Neuordnung von Tätigkeiten im deutschen Gesundheitssystem gemäß internationalen Vorbildern sachgerechter zu entsprechen. Dazu gehören unter anderem:

- „Planung, Durchführung und Evaluation von Pflegeinterventionen unter Einbeziehung von aktuellem evidenzbasiertem Wissen (leitlinien- und standardbasiert) sowie der Fähigkeit, dieses an die individuelle Situation von Patienten und Angehörigen zu adaptieren,
- Kritische Bewertungen wissenschaftlicher Quellen,
- Identifikation, Verständnis, Reflexion und Anwendung von aktuellen, pflegerischen und bezugswissenschaftlichen Erkenntnissen,
- Einschätzung komplexer Pflegesituationen durch erweiterte pflegediagnostische Kompetenz,
- Treffen von reflektierten Entscheidungen, die unter Einbezug ethischer, sozialer und ökonomischer Aspekte patientenorientiert erfolgen,
- grundlegende Fähigkeit zur Prozesssteuerung,
- verantwortungsvolle und partnerschaftliche Zusammenarbeit mit allen Berufsgruppen im Gesundheitswesen.“ [19]

Die Kernkompetenzen der Pflegeprofession sind ausbaufähig: Mit einer avisierten Kammerbildung (das Land Bayern hat im Januar 2011 dazu eine Pressemeldung herausgegeben) hat die berufliche Definition und Weiterentwicklung mehr Chancen als bisher, sich internationalen Vorbildern anzunähern.

1 Uta Oelke (Hrsg.): In guten Händen – Pflegebasiswissen Berlin 2008, S. 386-387.
2 Zitiert nach: Schriftenreihe des Bundesministeriums für Gesundheit. Abschlussbericht. Bd. 79. Baden-Baden 1996.
3 Robert Bosch Stiftung: Denkschrift zur Hochschulausbildung für Lehr- und Leitungskräfte „Deutschland braucht Eliten“. = (Beiträge zur Gesundheitsökonomie 28), Stuttgart 1992.
4 Oelke, Uta (2008), S. 387.
5 Zitiert nach: ebd., S. 388.
6 Zitiert nach: ebd., S. 389.
7 Arets, Jos u.a.: Professionelle Pflege. Theoretische und praktische Grundlagen, Bocholt 1996, Bd. 1, S. 89-90.
8 Zitiert nach: Oelke, Uta (2008), S. 389.
9 Krankenpflegegesetz vom 16. Juli 2003 (BGBl. I S. 1442), das zuletzt durch Artikel 7 des Gesetzes vom 24. Juli 2010 (BGBl. I S. 983) geändert worden ist.
10 Oelke, Uta (2008), S. 390.
11 Ebd., S. 387.
12 Benner, Patricia; Wrubel, Judith: the Primacy of Caring: Stress and Coping in Health and Illness. Menlo Park, Ca. 1989.
13 Arets, Jos u.a. (1996), S. 262-268.
14 Ebd., S. 122.
15 Ebd., S. 124-125.
16 Zitiert nach: ebd., S. 127-129.
17 Orem, Dorothea: Nursing. Concepts of Practice. St. Louis 1991.
18 Arets, Jos u.a. (1996), S. 135-141.
19 Dassen, Theo: Konzept & Begründung zum Studium Bachelor of Science an der Charité – Universitätsmedizin Berlin (unveröffentlichtes Skript) Berlin 2011.

„Schläft ein Lied in allen Dingen,
Die da träumen fort und fort,
Und die Welt hebt an zu singen,
Triffst Du nur das Zauberwort.“
Joseph Freiherr v. Eichendorff

Kommunikation in der Pflege

Sabine Weidert

Beim Besuch der Ausstellung „WHO CARES?" ist der Aspekt der Kommunikation in jedem der thematisch aufgegliederten Räume allgegenwärtig. Die Art und Weise der Verständigung und die jeweilige Situation stellen dabei vielfältige Anforderungen an die kommunikativen Fähigkeiten Pflegender. Das „Zauberwort“, welches der Schlüssel zu einem tragfähigen Kontakt mit den Patienten ist, muss dabei keineswegs immer ein gesprochenes Wort sein. Pflege bedeutet Beziehungsarbeit mit allen Sinnen und auf allen Kommunikationsebenen. Die Ausrichtung der kommunikativen Kompetenz der Pflegenden ist entsprechend der Bedürfnisse und Kontaktfähigkeit der Patienten vielschichtig und komplex.

Verbale und nonverbale Kommunikation

Dass Kommunikation nicht nur als Senden und Empfangen von gesprochenen Nachrichten verstanden wird, ist hinlänglich bekannt. Der Standard in der Krankenpflege(ausbildung) sieht demnach die Beachtung von Kommunikationsmodellen vor, welche jenseits des reinen Informationsaustausches den Beziehungsaspekt hervorheben. Es erscheint daher verwunderlich, dass neben der groben Unterscheidung von verbaler und nonverbaler Kommunikation wenig Tiefgang in der gängigen Ausbildungsliteratur zu verzeichnen ist. So scheint die nonverbale Kommunikation auf das Erfassen von Körpersprache, wie Körperhaltung, Mimik und Gestik reduziert. *„Andere nonverbale Kommunikationsarten z.B. mit Hilfe der Tast-, Geruchs- und Geschmackssinne, sind normalerweise nicht so wichtig. Sie gewinnen erst dann an Bedeutung, wenn die Kommunikationsarten ‚Sehen' und ‚Hören' beeinträchtigt sind.“*[1]

In Anbetracht eines gesunden Menschen mag diese Aussage nachvollziehbar sein, doch trifft sie nur auf wenige Situationen in der Krankenpflege zu. Es ist eben nicht egal, wie die Hand riecht, die sich dem Gesicht des Kranken nähert, oder ob die vertraute Zahnbürste nebst -pasta von einen Tupfer mit Kamillentee zur Mundpflege ersetzt wird. Auch hier werden Informationen ausgetauscht, die Inhalte und Beziehungsaspekte transportieren. Das Mundpflegeset auf dem Nachtschrank des Patienten ist Ausdruck einer größeren Pflegebedürftigkeit und impliziert nicht selten ein stärkeres Hierarchiegefälle auf der kommunikativen Ebene. Es eröffnet die Unterschiedlichkeit zwischen Helfer und Hilfeempfänger. Patienten, die in ihrer verbalen Kommunikationsfähigkeit eingeschränkt sind, werden auch hinsichtlich ihrer Ausdrucksmöglichkeit deutlich abhängiger von der Wahrnehmungsfähigkeit Pflegender.

Kommunikation als Beziehungs- und Berührungskonzept

Seit den 1980er Jahren wird in der Erwachsenenpflege das Konzept *Basale Stimulation® in der Pflege* gelehrt, welches in besonderer Art und Weise die Kommunikationsfähigkeit wahrnehmungseingeschränkter Menschen hervorhebt und die Wahrnehmungssensibilität Pflegender erhöht. Die Grundhaltung des Konzeptes ist, dass jeder Mensch (unabhängig von der Schwere und Dauer einer Erkrankung) in der Lage ist, sich zu entwickeln und zu kommunizieren. Es ist die Aufgabe der Pflegefachkräfte, die jeweilige Voraussetzung zur Entfaltung dieser Fähigkeiten zu schaffen und die notwendige Unterstützung in angemessener Weise anzubieten. Angemessen bedeutet, dass sich die Angebote an der Wahrnehmungsfähigkeit der Patienten orientieren und diese bei der Verarbeitung von Informationen nicht überfordern. So versteht eine Patientin nach ihrem Schlaganfall die verbale Aufforderung der Krankenschwester vielleicht nicht mehr, sich mit einem Waschlappen das Gesicht zu waschen. Sobald die Patientin jedoch den Waschlappen in der Hand spürt, ihre eigene Seife riecht und das Plätschern des Wassers hört, kann sie die Anleitung umsetzen und sich mit Unterstützung das Gesicht selbst waschen.

Basalstimulierende Pflege ist ein Angebot zur Kommunikation, die dem wahrnehmungseingeschränkten Menschen die Orientierung in seiner Umgebung ermöglicht. Häufig tritt dabei die Berührung in den Vordergrund, weil die verbale Verständigung erschwert oder nicht mehr zuverlässig nutzbar ist. Eine gespürte Information (das Wasser, der Waschlappen etc.) ist dann verlässlicher. Die Kommunikationskompetenz der Pflegenden besteht im Auffinden der tragfähigsten Kommunikationsebene. Doch was geschieht, wenn scheinbar kein Kontakt zum Patienten mehr möglich ist und die Hürde zur gelungenen Kommunikation unüberwindbar wirkt?

Erfahrene und wahrnehmungsgeschulte Pflegende nutzen dann auch kleinste Veränderungen, wie die Muskelspannung oder den Atemrhythmus bewusstseinseingeschränkter Patienten, um mit ihnen in Kontakt zu treten. Es erfordert ein hohes Maß an Einfühlungsvermögen, Beobachtungs- und Reflexionsfähigkeit, denn nun geht es um mehr als um das Lesen von Zeichen. Hier ist Kommunikationsfähigkeit die Wahrnehmung von Atmosphären, Stimmungen und Gefühlen – ein Bereich für den Pflegende häufig noch keine einheitliche Sprache gefunden haben. Teilweise wird in diesem Zusammenhang von Intuition oder implizitem Wissen gesprochen. Es bleibt an dieser Stelle zu klären, ob und wie diese Ebene der Verständigung erlernbar ist und welche Faktoren die Kommunikation erschweren.

Die Auseinandersetzung mit der Leibphilosophie an den Beispielen der Pflege demenzkranker Menschen und der gleichsam sensiblen Kommunikation in der Sterbebegleitung soll an die Konzeption der leiblichen Kommunikation heranführen. Kommunikation ist in diesem Zusammenhang noch deutlicher als intensive zwischenmenschliche Beziehung zu verstehen.

Kommunikation als zwischenleibliche Konzeption in der Pflege demenzkranker Menschen

Die Begleitung von Menschen mit einer demenziellen Erkrankung ist eine anspruchsvolle Aufgabe. Durch den wachsenden Anteil hochbetagter Patienten muss sie von Pflegenden in der Akutklinik in zunehmendem Maße und in nahezu allen Fachabteilungen bewältigt werden. Die repräsentative Befragung von Fachpersonen in Form von Interviews hat aufgezeigt, dass sie die Begleitung demenzkranker Patienten als Belastung erleben, jedoch auch verdeutlicht, welchen Unterstützungsbedarf sie haben.[2] Das zum Teil herausfordernde, zeitbindende Verhalten der Erkrankten und der innere Konflikt der Pflegenden durch Abweichung vom eigenen Berufsverständnis wurden als Hauptbelastungsfaktoren identifiziert. Ein Pfleger der Chirurgie erlebte zum Beispiel die Pflege eines demenzkranken Menschen in seinem beruflichen Kontext als Überforderung und Abweichung vom üblichen Auftrag. In der Schlussfolgerung sieht er sich nicht vorrangig verantwortlich für die Erkrankung Demenz, sondern: *„Ja, gut, ich meine, ich bin chirurgischer Pfleger, so in Anführungsstrichen. Mein Hauptaugenmerk liegt jetzt natürlich auf Wundbehandlung und solche Sachen …“*[3]

In der Folge dieses Erlebens nimmt der (soziale) Kontakt der Pflegenden zu den demenzkranken Patienten eher ab, was die Befragten unter anderem in Form eines reduzierten Einfühlungsvermögens empfinden. Diese Entwicklung ist von ihnen keineswegs erwünscht, sondern trägt über die Ausprägung eines schlechten Gewissens zusätzlich zu einem Gefühl der Belastung bei. *„Wenn man irgendwie den dritten Morgen hintereinander schon als dummes Blag beschimpft wird und dann auch noch links und rechts eine gehauen kriegt, das tut sie [die Patientin] dann irgendwann auch, also sie schlägt und kneift dann auch, dann ist es auch schwierig, da Einfühlungsvermögen zu zeigen. Dann finde ich es irgendwann schon anstrengend einfach nur zu denken ‚Ach, dann lass sie machen‘.“*[4]

Das Bestreben, Menschen mit einer demenziellen Erkrankung bestmöglich zu begleiten, kann meines Erachtens nur unter Berücksichtigung der Bedürfnisse beider Seiten, Demenzkranker und Pflegender, erfolgreich sein. Im Fokus sollte hier die Steigerung der Beziehungskompetenz stehen. Pflegende sind sich der besonderen Anforderung des Kontaktaufbaus im Umgang mit demenzkranken Menschen bewusst und brachten dies während der Interviews häufig auch als nichtsprachliche Äußerungen zum Ausdruck: *„Ja, man muss halt auf die Patienten eingehen, ... Du musst dann hingehen, dabeibleiben, genau anleiten, anfassen, umsetzen, Kontakt wahren. Das ist halt zeitaufwendiger ... im Ganzen. Ob das jetzt Transfer ist oder sonst was. Man kann halt nicht so auf der verbalen Ebene nur handeln, sondern man muss auch Anwesenheit zeigen und [Pause, bewegt die Hände kreisförmig und abwechselnd zwischen sich und einem imaginären Gegenüber hin und her, Handflächen nach oben] ja, da sein".*[5]

Diese Form der Anwesenheit umfasst mehr als das körperliche Zugegensein und kann als *leibliche Präsenz* bezeichnet werden. Der Begriff des Leibes oder der Leiblichkeit lässt sich am besten in Abgrenzung zum Körper verstehen, der die von außen bestimmbare physische Masse darstellt. Der Leib ist zugleich der aktuell gespürte Körper und fungiert als eigenständiges Wahrnehmungsorgan für Gefühle, Stimmungen und Atmosphären. Wesentliche Beiträge, um das Phänomen der Leiblichkeit zu erhellen, liefern Maurice Merleau-Ponty (1908–1961), Hermann Schmitz (*1928), Gernot Böhme (*1937) und Thomas Fuchs (*1958). Fuchs betont unter anderem, dass leibliche Empfindungen „korrespondierende körperliche Prozesse"[6], wie zum Beispiel die Erwartungsspannung, mit sich führen. Auf dieser Grundlage kann man auch dem nichtsprachlichen Ausdruck der Pflegenden in den Interviews große Bedeutung zumessen. Er untermauert zudem die Relevanz der nonverbalen Verständigungsebene und wird im Kontext der Leibphilosophie als zwischenleibliche Kommunikation bezeichnet. Der Leib ist hier nicht nur ein Medium zur Wahrnehmung, sondern auch ein Resonanzkörper für die empfangenen Eindrücke.

Der Begriff *Resonanzkörper* bezeichnet in der Musik einen Hohlraum, welcher durch einen Impuls von außen in Schwingung gerät und diesen in etwas Hörbares umsetzt. Im Falle einer leiblichen Resonanz wird jedoch etwas (buchstäblich am eigenen Leibe) spürbar. Zum Beispiel, wenn sie beobachten, wie sich ein Ihnen liebgewonnener Mensch in den Finger schneidet. Der Anblick erzeugt bei Ihnen ein Gefühl des inneren Zusammenziehens, womöglich begleitet durch eigene Lautäußerungen oder Gesten. Sie haben soeben Anteil genommen an dem, was dem Anderen widerfahren ist. Nicht auf der kognitiven Ebene, sondern leiblich. Diese Resonanzfähigkeit ist die Grundlage für das Einfühlungsvermögen, das im Umgang mit demenzkranken Menschen wegen der Verschlechterung verbaler Verständigungsmöglichkeiten unerlässlich ist.

Grenzerfahrungen in der Pflege als Kommunikationsbarriere

Pflegende werden in Ihrer Arbeit häufig mit sogenannten Grenzerfahrungen konfrontiert. Der Anblick von großflächigen Verletzungen oder die Erfahrungen in Zusammenhang mit Ekel und Scham führen tendenziell zur (verständlichen und schützenden!) Abwendung von der leiblichen Resonanz zugunsten der Arbeitsfähigkeit. Ich vermute, dass die Überwindung dieser Empfindungen häufig nicht kommuniziert wird – doch das ist ein eigenes Thema. In Bezug auf die Empathiefähigkeit macht sie ein Dilemma der Pflegenden deutlich: Ohne Selbstschutz ist die mitfühlende Arbeit oft nicht leistbar, ohne Einfühlungsvermögen (hier bedeutungsgleich mit Resonanzfähigkeit) verhindert sie einen echten Beziehungsaufbau. Es bleibt also für die Pflegenden eine sehr anspruchsvolle Gratwanderung.

Eine Stärkung und Unterstützung bei diesem Balanceakt ist es, sich zunächst die Wirksamkeit der vorgestellten Prozesse bewusst zu machen und die eigenen Einflussmöglichkeiten zu identifizieren. Anschließend braucht es auch Angebote in der Praxis für die Praxis, welche neben der Identifikation hemmender Faktoren die Ausbildung der eigenleiblichen Resonanzfähigkeit zur Erfassung von Stimmungen, Atmosphären und Gefühlen unterstützt.

Wenn wir als Beobachter einen Dialog zwischen zwei Menschen als vertraut erleben, obwohl wir den sachlichen Inhalt nicht hören konnten, haben wir eine Resonanz auf die vom Gespräch ausgehende Atmosphäre wahrgenommen. Über die Bewusstwerdung dieser Phänomene können Pflegende lernen, den „Gefühlsbrei" der wechselseitigen Reaktionen innerhalb eines pflegerischen Kontaktes klarer zu erfassen. Womöglich ist dann das eigene Gefühl auch eine leibliche Resonanz auf das Gefühl, welches vom pflegebedürftigen Menschen ausgeht: Eventuell ist es seine Unsicherheit, seine Hilflosigkeit oder seine Angst, die fremde Sachlage nicht meistern zu können, die die Pflegenden am eigenen Leib spüren.

Leibliche Erfahrungen lassen sich nicht willkürlich steuern, jedoch durch das gezielte Aufsuchen von Lernsituationen hinsichtlich der Wahrnehmungssensibilität schulen. Diese Situationen sind ästhetische Erfahrungsfelder. Sie sollen über die eigenleibliche Wahrnehmungsschulung hinaus dazu dienen, belastende Erlebnisse zum Ausdruck bringen zu können. Insbesondere wo (noch) keine Worte für dieses Erleben gefunden wurden, bieten künstlerische Formen eine Mitteilungsebene. Ästhetische Bildung in sozialen Berufen ist jedoch keine Interessens- oder Talentfrage, sondern versteht sich als Grundvoraussetzung für die *„Ausbildung atmosphärisch-leiblicher Wahrnehmungs-, Ausdrucks- und Resonanz-Befähigung. Sie spielt überall da eine große Rolle, wo es um Beziehungen und nicht um Sachverhalte geht."*[7]

Das Wissen um die Phänomene leiblicher Wahrnehmung kann Pflegende vor der physisch-psychischen Erschöpfung schützen, wenn sie sich aktiv zu einer leiborientierten Pflege entscheiden können. In einer Schulungsmaßnahme zum Umgang mit demenzkranken Menschen, welche Fachwissen und ästhetische Erfahrungsfelder bereitstellt, werden Pflegende immer wieder angeregt, sich die Kommunikationshürden, vielmehr jedoch auch die Kommunikationsmöglichkeiten demenzkranker Menschen bewusst zu machen. Eine Anpassung an die Art und Weise der Verständigung kann nicht von den Erkrankten erwartet werden, sondern ist eine originäre Aufgabe in der Pflege. Die Ausbildung unterschiedlichster Ebenen der Verständigung erzeugt eine Sicherheit und stärkt das Kompetenzerleben der Pflegenden, welches sich dann wieder positiv auf die Gefühlslage der Demenzerkrankten auswirken kann.

Jede Selbstschutz-Reaktion bedeutet das Nachlassen leiblicher Resonanzfähigkeit und somit der Verlust des Kontaktes zum Erkrankten. Warten

Pflegende zu lange, das aufkeimende Gefühl von Unbehagen oder Überforderung ernst zu nehmen, reagieren sie später meist heftig und starr.[8] Die Ausbildung und Sensibilisierung eigenleiblichen Spürens bietet die Möglichkeit, diese Vorgänge frühzeitiger zu erfassen und im Kontakt bleiben zu können. Eine Teilnehmende schrieb über ihre Seminarerfahrungen und drückte das aus, was auch viele andere Pflegende immer wieder zurückmelden: *„Vor allem ist das kreative Auseinandersetzen mit problemhaften Situationen erlösend und vielsagend, inwieweit man sich diesen Problemen nähert und sie annimmt und auch wieder verarbeitet.“*[9]

Kommunikation in der Sterbebegleitung

Die Pflege und Begleitung von Menschen in ihrer letzten Lebensphase ist ein weiteres Beispiel, an dem sich die Notwendigkeit einer fachlich fundierten Ausbildung kommunikativer Fähigkeiten Pflegender verdeutlichen lässt. Wer würde sich in der Phase einer fortgeschrittenen, zum Tode führenden Erkrankung nicht einen sensiblen Menschen an seiner Seite wünschen? Das meint vor allem sensibel für das, was Worte nicht mehr zuverlässig zum Ausdruck bringen.

Sicher bleibt dieser Wunsch auch für die Zeit des Sterbens zum Teil unerfüllt, ist er doch bereits zu Lebzeiten illusorisch. Dennoch muss es unser ethischer Anspruch in der palliativen Begleitung sein, möglichst viel von dem zu erspüren – und anteilig mit dem Verstand zu begreifen – was den Sterbenden in seinem Prozess unterstützt. Diese Entwicklungsschritte können von den eigenen Vorstellungen und Visionen der Begleitenden zum Sterbeprozess deutlich abweichen. Kommunikationskompetenz drückt sich hier in der Achtsamkeit für die persönliche Gefühlslage aus.

Der Appell an Pflegende lautet meist mitzufühlen statt mitzuleiden. Doch wie kann man Empathie zeigen und sich gleichzeitig von zu viel Einfühlen distanzieren? In einer Fachzeitschrift zur Palliativpflege wurde jüngst gefordert, den Begriff „professionelle Distanz“ durch den Ausdruck „professionelle Nähe“ zu ersetzen.[10]

Das Basiscurriculum Palliative Care (der fachlich vereinheitlichten Weiterbildung zur professionellen Sterbebegleitung im Bereich Pflege) sieht die Vermittlung von Inhalten zur Gesprächsführung vor, welche die Haltung des einfühlenden Verstehens beinhaltet. Für die Kommunikation mit Sterbenden wird dementsprechend der personenzentrierte Ansatz Carl Rogers‘ im Sinne einer Gesprächsführungs“technik“, aber auch das gemeinsame Schweigen als notwendige Kompetenzen der Begleitenden angeführt.[11]

„Schweigen und Zuhören sind gleichrangige zentrale ‚Sprachkompetenzen‘, und es wird immer wieder in Theorie und Praxis der Sterbebegleitung völlig zurecht auf den Körper, die Körpersprache, als wichtigen Kommunikationsträger hingewiesen.“[12] Das Erlernen des aktiven Zuhörens bietet für die meisten Situationen der Beratung und Begleitung in der Tat eine wertvolle Unterstützung und Hilfe. Es *„bedeutet, mich als Begleitender auf die innere Welt des Anderen einzulassen. Ihn nicht nur*

zu hören, sondern auch zu sehen und zu spüren. Es bedeutet, beim Zuhören offen für alle Aspekte dessen zu sein, was er ausdrückt. Es ist nicht etwas Passives, sondern eine hochgradige Aktivität der Hinwendung. Meine Art und Weise des Zuhörens beeinflusst den Sprechenden.“[13]

Sich so auf einen anderen Menschen einzulassen und sich ganz in ihn einzufühlen, geschieht nicht automatisch, sondern erfordert gleichsam der schon beschriebenen Kompetenzen im Umgang mit demenzkranken Menschen eine Disposition und die Bereitschaft, sich in Schwingung versetzen zu lassen. Die Voraussetzungen dazu werden laut Bindungstheorie in der Kindheit angelegt. Fuchs nennt dies die „Erziehung des Gefühls“[14], der Säuglingsforscher und Psychoanalytiker Daniel Stern meint damit die erste Beziehung zwischen Mutter und Kind. Synonym zur leiblichen Wahrnehmung bezeichnet er diese Ebene der Mutter-Kind-Interaktion als Affektabstimmung.[15] Beide Autoren beschreiben damit das Erspüren und das Wahrnehmen, welches über die Leistung einzelner Sinnesorgane hinausgeht, bzw. was gleichzeitig mehrere Sinneseindrücke miteinander in Bezug bringt. Wir können beispielsweise einem Handtuch ansehen, ob es flauschig ist oder nicht. Das bedeutet, wir nehmen über das Auge Sinnesreize auf, die gleichzeitig mit dem Gewahrwerden einer Berührungsqualität einhergehen.

Noch einmal möchte ich das Phänomen der leiblichen Resonanz unter einem vertiefenden Aspekt betrachten. Das Mitempfinden mit dem Anderen wird erst durch eine erlebte Gleichartigkeit möglich. Sie ist gleichartig (oder mimetisch), wenn ich zwischen dem, was mein Gegenüber empfindet und dem, was ich selbst schon einmal erlebt habe, eine Ähnlichkeit herstellen kann. Aus dem Wechselspiel von Eindrucks- und Ausdruckserfassung entspinnt sich der Zirkel nonverbaler Kommunikation als Zwischenleiblichkeit.

In mehreren Interviews mit Pflegenden eines Weiterbildungskurses Palliative Care betonten die Befragten immer wieder die eigene Beteiligung und Präsenz in der Begleitung Sterbender. Die Beziehung wird als intensiver und umfassender erlebt, weil sie über das reine Zuhören und Aufnehmen von beobachtbaren Zeichen hinausgeht: *„...das ist die Phase, in der Betreuung oder in der Versorgung von den Menschen ... wo ich ... mich irgendwie noch mal mit anderen Sinnen da reinbegeben kann. Also ich fühl‘ mich da den Menschen noch mal viel viel näher und ich hab so das Gefühl, dass ich da ganz ganz viel aufnehmen kann von diesen Menschen.“*[16]

Dieses und das folgende Zitat machen zudem die Intensität der leiblichen Empfindung deutlich. Teilweise wird diese Wahrnehmung körperlich verortet. Zugleich wird eine Formulierung gewählt, die die Vermutung zulässt, dass sehr sorgfältig darauf geachtet wurde, die Mitteilungen der Sterbenden nicht mit eigenen Wertungen zu vermischen.

„Ich war einfach nur da. ... das Sammelbecken für alle ihre Gedanken, die hoch kamen [hält die Hände wie eine Schale auf Höhe des Beckens]. Und ich denke, dadurch, dass ich es nicht kommentiert oder bewertet habe, habe ich ihr auch den Mut gemacht, das ungefiltert zu sprudeln. Dadurch habe ich diesen Fluss am Laufen gehalten.“[17]

Die Klarheit zwischen intensiver Beziehungsarbeit und der eigenen emotionalen Positionierung ist eine große Herausforderung. Das Eintauchen und das Sich-Wieder-Lösen aus der Beziehung zum Sterbenden ist meist begleitet von dem bewussten Bemühen um ein inneres Gleichgewicht.

„Ich denk, man braucht glaube ich schon eine innere Haltung, der man sich auch sehr sicher ist, ... das ist wichtig, man braucht Kraft, wobei ich jetzt nicht die körperliche Kraft meine, sondern halt einfach so seelische Stärke ... ich denk, wenn man das auch machen will, muss man bereit sein, viel auffangen zu können und ... weil diese Kraft auch wieder wichtig ist, wenn man zur Haustür bei sich reinkommt zu sagen: O.K. (Pause) das war's jetzt. Man braucht auch wirklich die Eigenschaft, eh, die Professionalität zu sagen, bis hier hin und nicht weiter." [18]

Nicht immer gelingt es, eigene Gefühle aus dem Privaten zu verbannen. Für einige der Interviewten sind die Gedanken an die Menschen, die sie so intensiv begleiten, selbstverständlich und nehmen keinen unerwünschten Einfluss auf die Zeit nach dem Dienstschluss. Aufmerksamkeit scheint jedoch geboten, wenn sich Pflegende durch die emotionale Präsenz erschöpfen: *„Man braucht auf jeden Fall Mitgefühl, vielleicht nicht zu ausgeprägt, weil das kann auch ins Gegenteil rüber gehen, so wie bei mir letztes Jahr, wo ich dann kurz vor dem Burn-out stand."*[19]

Ist das Eingeständnis, kurz vor dem Ausgebranntsein gestanden zu haben, ein Zeichen der Schwäche und der Unachtsamkeit gegenüber den eigenen Bedürfnissen der Begleitenden? Die Hebamme und Pflegefachfrau Cornelia Knipping beschreibt in ihrem Standardwerk *Lehrbuch Palliative Care* die Haltung in der Sterbebegleitung als *‚compassion'* und meint damit die *„radikale Mitleidenschaft mit dem konkreten anderen Menschen, dessen Leben und Sterben mich nicht gleichgültig lassen kann. ... ‚compassion' stammt aus der lateinamerikanischen Befreiungsethik und hat nichts mit depressivem Mitleid, sondern mit einem kraftvoll-politischen, eben solidarischen Einsatz von Menschen in Not zu tun."*[20]

Betrachtet man das letzte Interviewzitat erneut, kann vielleicht etwas von der Radikalität zum Vorschein kommen, dessen Auswirkung auf das Erleben der Befragten wohl nur von ihr selbst kommentiert werden kann.

Oft ist es für Pflegende nicht leicht, das Gespürte in Worte zu fassen. Die Komplexität der vielschichtigen Kommunikationsebenen wirken scheinbar subtil. Wir ahnen dennoch, womit wir es zu tun haben, denn *„Gefühle sind, wie sich zeigt, keineswegs bloß subjektive, sondern primär zwischenleibliche Phänomene. Die leiblich-affektive Kommunikation ist die universelle Sprache, mit deren Grundworten wir bereits geboren werden und die sich im weiteren Verlauf zunehmend ausdifferenzieren."*[21] Meines Erachtens muss es der ständige Anspruch innerhalb der Fort- und Weiterbildungsangebote für Pflegende sein, einen aktiven Beitrag zu dieser Ausdifferenzierung zu leisten.

Der Patient – vom Hilfebedürftigen zum Kunden?

Im Kontext geschichtlichen Wandels erscheint auch die Rollenerwartung an Patient und Pflegenden interessant. Pflege als Akt christlicher Nächstenliebe, wie sie noch bis in das 20. Jahrhundert hinein gelebt wurde, ist eng mit der Vorstellung verknüpft, dass die pflegenden Frauen qua Geburt die gewünschten Voraussetzung einer einfühlsamen Pflegekraft mitbringen: *„Nächst dem Beruf der Gattin und Mutter, zu dem die Frau von der Vorsehung vor allem andern bestimmt ist, ist sicher der Pflegeberuf derjenige, der dem Mütterlichkeitsempfinden, das in jedem Frauenherzen ruht, am meisten Befriedigung gibt.“*[22]

Diese Annahme ist längst einem größeren Selbstbewusstsein der Pflegenden gewichen, die sich unter anderem in deren Professionalisierung und durch die Implementierung eigener Studiengänge zeigt. Die Herausforderung, sich als Berufsgruppe für die Interessen der Patienten einfühlend zu positionieren, ist meines Erachtens derzeit in einem ganz anderen Bereich zu bewältigen: Pflege als Dienstleistung, wie sie heute zunehmend bezeichnet wird, beinhaltet einen Zuwachs an Beratungsaufgaben für die Pflegenden und birgt einen gesonderten Bedarf an kommunikativer Kompetenz. Mit der Ökonomisierung der Pflege verwandeln sich gleichzeitig die Zuschreibungen hinsichtlich der Rolle des Patienten: Man spricht nun von Kunden, die einen berechtigten Anspruch auf Qualität haben, doch suggeriert der Kundenbegriff eine Wahlmöglichkeit gleichsam der Entscheidungen beim alltäglichen Einkauf. Die Patienten, die tagtäglich rund um die Uhr von der Pflege, als größter Berufsgruppe jeder Klinik, betreut werden, haben oft keine Wahlmöglichkeit mehr. Sie benötigen in Situationen höchster Not die Erfahrung verstanden und in der Erreichung ihrer Ziele unterstützt zu werden. *Who cares?* Die Pflege!

1 Schäffler, Arne u.a. (Hrsg.): Pflege Heute. Lehrbuch und Atlas für Pflegeberufe, München 2007, S. 181.
2 Vgl. Weidert, Sabine: Leiblichkeit in der Pflege von Menschen mit Demenz. Zum Umgang mit anspruchsvollen Situationen im Klinikalltag. Frankfurt am Main 2007.
3 Ebd., S. 30.
4 Ebd., S. 59.
5 Ebd., S. 33.
6 Fuchs, Thomas: Leib, Raum, Person. Entwurf einer phänomenologischen Anthropologie. Stuttgart 2000, S. 143.
7 Schnakenburg, Renate von: Ästhetische Theorie in der Sozialen Arbeit. Vortrag anlässlich der Fachtagung in Bochum am 16.09.2003, S.16. unter: www.efh-bochum.de/homepages/schnakenburg/Dokumente/Vortrag_Fachtagung.pdf (13.05.2005) Bochum 2003.
8 Vgl. Weidert (2007), S. 95-97.
9 Weidert (2007), S. 122.
10 Kränzle, Susanne: Kommentar. In Palliative Care 9 (2010), S. 48.
11 Vgl. Kayser, Hubertus; Kieseritzky, Karin; Sittig, Hans-Bernd: Kursbuch Palliative Care. Angewandte Palliativmedizin und -pflege, Bremen 2009, S. 74 ff.
12 Hofmann, Roland: Verbale und nonverbale Kommunikation bei Sterbenden (Kapitel 4.2). In: Burgheim, Werner (Hrsg.): Qualifizierte Begleitung von Sterbenden und Trauernden, Merching 2004, S. 1.
13 Kayser u.a. (2009), S. 75.
14 Fuchs, Thomas (2000), S. 198.
15 Stern, Daniel: Mutter und Kind. Die erste Beziehung, Stuttgart 1979.
16 Weidert, Sabine: Unveröffentlichte Interviews mit Pflegenden der Weiterbildung Palliative Care, Bochum 2011, Interview I, S. 1, Z. 16-20.
17 Ebd., Interview II, S. 2, Z. 20-24.
18 Ebd., Interview I, S. 6, Z. 275-285.
19 Ebd., Interview IV, S. 3, Z. 113-115.
20 Knipping, Cornelia (Hrsg.): Lehrbuch Palliative Care, Bern 2007, S. 42.
21 Fuchs, Thomas: Das Gehirn – ein Beziehungsorgan. Eine phänomenologisch-ökologische Konzeption, Stuttgart 2010, S. 190.
22 Lindauer, Jeanne: Die Frau in der schweizerischen Gesundheits- und Krankenpflege, Zürich 1928.

Zukunft der Pflege

Hedwig François-Kettner

Um in der Zukunft die Versorgung von Menschen in der Akut-, aber vor allem in der Langzeitpflege mit längerem Unterstützungsbedarf, mit erforderlichen begleitenden Maßnahmen und Therapieanpassungen von Krankheitsfolgen, mit notwendigen beratenden und unterstützenden Angeboten sicher zu stellen, sind erweiterte Pflegekompetenzen erforderlich.

Nachdem auch in Deutschland erste grundständige akademische Ausbildungen für die Pflegeberufe Einzug halten, sind die Verantwortlichen nun aufgefordert, eine größere Durchlässigkeit zwischen beruflich und hochschulisch erworbenen Qualifikationen in die Praxis umzusetzen und die entsprechenden Strukturen dafür herzustellen.[1]

Das jetzige Bildungsgeschehen ist von daher zu verändern. Es liegen deutliche Hinweise vor, dass eine breitere Ausgangsbasis mit einer integrierten Pflegeausbildung generalistischer Ausrichtung (aus bisher Altenpflege, Gesundheits- und Krankenpflege, Gesundheits- und Kinderkrankenpflege) der Profession förderlich ist.[2] Der föderalistischen Vielfalt muss ein Rahmen vorgegeben werden, der sicherstellt, dass in jedem Bundesland die erworbenen Qualifikationen gegenseitig Anerkennung finden. Zudem sind hinsichtlich einer deutlicheren Verantwortungsübernahme der Pflegeprofession, die Qualifikationen, heute in sogenannten Weiterbildungen verankert, künftig mit Masterabschlüssen zu ergänzen.

Patricia Benner hat Pflegekompetenz in fünf Leistungsstufen beschrieben:

Level 1 – Anfänger/Anfängerin
Level 2 – fortgeschrittene Anfängerin/fortgeschrittene Anfänger
Level 3 – kompetente Pflegekraft
Level 4 – erfahrene Pflegekraft
Level 5 – Pflegeexpertin/Pflegeexperte[3]

Sie stützt sich dabei auf das Dreyfus & Dreyfus Modell und adaptiert es für die Krankenpflege.[4] Sie belegt, dass durch Bildungsmaßnahmen aufeinander aufbauende Kompetenzstufen zu qualitativen Unterschieden in der Herangehens- und Arbeitsweise Pflegender führen. Benner vertritt die Ansicht, dass sich Pflegekompetenz mit der Pflegepraxis weiterentwickelt und dass dies in einem praktischen und theoretischen Kontext zu erfolgen hat. Dazu zählen insbesondere die klinischen Spezialisierungen, die auch im Europäischen Qualifikationsrahmen (EQR) sichtbar werden und die auf nationale Ausrichtungen zu übertragen sind. Das bedeutet, dass ein neuer Fachqualifikationsrahmen für Gesundheitsfachberufe insgesamt erforderlich ist. Die Forderung des Deutschen Pflegerats nach einem bundesweiten Bildungsgipfel für die Pflegeberufe, ist von daher unbedingt zu unterstützen.

Alle Studien in den letzten Jahren belegen, dass die Zahl Pflegebedürftiger in den kommenden Jahrzehnten stark ansteigen wird. Sie wird sich von 2,13 auf 4,35 Millionen bis 2050 erhöhen (so der Sachverständigenrat 2009).[5] Mit dieser Herausforderung sind insbesondere die Pflegeaufgaben weiter auszuprägen: Der Prävention und Gesundheitsförderung, der diesbezüglichen Beratung und Schulung sowie der Vermeidung von Pflegebedürftigkeit, sind allergrößte Aufmerksamkeit zu widmen. Die Pflegeprofession ist dazu entsprechend aufzustellen und im Kontext mit Laienpflege auf neue und selbständige Aufgaben vorzubereiten.

Mit der Robert Bosch Stiftung ist es gelungen, diesbezügliche Studien und Anregungen zu unterstützen und damit den in Gang gekommenen Arbeitsprozess äußerst hilfreich zu flankieren. In einem Memorandum „für eine Verankerung der Pflegewissenschaft und Pflegeforschung an Medizinischen Fakultäten und Universitätskliniken in Deutschland" hat das Forum Pflegewissenschaft 2009 Beispiele aufgezeigt, die in die entsprechende notwendige Richtung weisen.[6] Der Verband der Pflegedirektorinnen und Pflegedirektoren der Deutschen Universitätskliniken und Medizinischen Hochschulen hat in seinem Memorandum 2010 „von der Zukunft aus die Gegenwart gestalten" ebenfalls deutliche Signale zur Etablierung der entsprechenden erforderlichen Strukturen formuliert.[7] Dabei gilt folgendes für Universitätskliniken im Begründungsrahmen festzuhalten:
„Die derzeitige akademische Qualifikation von Pflegenden findet entsprechend der aktuellen Möglichkeiten an den deutschen Hochschulen bereits auf einem hohen fachlichen Niveau statt und orientiert sich an zukunftsweisenden, gesundheitsmarktorientierten Personalentwicklungs- und Patientenversorgungskonzepten. Dennoch begrenzt das überwiegend gewählte Setting der Fachhochschulen den langfristigen Bildungs- und Forschungserfolg der Pflegeakademiker. Die folgenden fünf Leitargumente sollen das verdeutlichen und eine zukünftige Neuausrichtung befördern:

Patientennähe

Sowohl in der grundständigen als auch in der weiterführenden akademischen Pflegeausbildung ist die Einbettung der Lehre in den Kontext der Krankenversorgung wesentlich. Die Anbindung von Pflegestudiengängen an die universitäre Hochschulmedizin garantiert diesen unmittelbaren Patientenbezug.

Berufsübergreifende Lehrkonzepte

Das Outcome der Patientenversorgung hängt wesentlich vom Zusammenwirken ärztlicher und pflegerischer Berufe ab. Berufsübergreifende Lehr- und Trainingskonzepte (z.B. Skills Labs), wie an Universitätsklinika zum Teil vorhanden, fördern die professionelle therapeutische Zusammenarbeit von Anfang an.

Kollaborative Versorgungsforschung

Die wachsende Bedeutung pflegerischer Beiträge insbesondere in der Behandlung und Betreuung chronisch kranker Patienten, sollte sich intensiver in interprofessionellen Fragestellungen der Versorgungsforschung abbilden und in kollaborativen Studien an Universitätsklinika untersucht werden.

Theorie-Praxis-Transfer

Der Verbund von Lehre, Forschung und interprofessioneller Krankenversorgung in den Universitätsklinika bietet den adäquaten Rahmen, um innerhalb der Pflegehochschulqualifizierung Forschungswissen in die Patientenversorgung zu integrieren und zugleich Fragestellungen der Praxis zu bearbeiten.

Zugang zu Forschungsförderung

Durch die Anbindung der Pflegeakademisierung an die universitäre Hochschulmedizin wird der Zugang zu klinischen Förderinstrumenten öffentlich-rechtlicher Drittmittelgeber (z.B. Klinische Forschergruppen) ebenso ermöglicht, wie die Durchlässigkeit zu akademischen Qualifikationsmöglichkeiten."[8]

Die Ausrichtung der Pflegeberufe erfordert zukünftig von daher einen veränderten Qualifikationsmix in der Praxis, eine klare Fokussierung auf evidenzbasierte Standards sowie einen Prozess, der sich den Veränderungen und Anforderungen schneller anpasst als in der Vergangenheit. Aus diesen Gründen sind auch im Stationsalltag andere Versorgungsmuster zu etablieren. Dazu bedarf es, wie von Benner beschrieben, Personal von Pflegeexperten bis hin zu Anfängern, aber auch Servicepersonen, die der direkten Weisung der pflegerischen Stationsleitung unterliegen (Kernprozess). Pflegende sind nach entsprechender Qualifikation sehr geeignet, die Organisation und die Abläufe zu steuern sowie die entsprechenden Vor- und Nachbereitungen im Kontext interprofessioneller Behandlungspfade selbständig zu erbringen. Mit dieser Maßgabe ist eine Kostenänderung der einzelnen Dienstarten verbunden. Die Träger der Einrichtungen sind zunehmend aufgeschlossen dafür, da im Sinne der Patienten und der optimierten Abläufe neben qualitativen auch wirtschaftliche Effekte möglich werden.

Für die Pflegeberufe bedeutet dies unter anderem:

- Übernahme der Planung und Steuerung der Prozesse – wertschöpfend und patientenorientiert
- Tätigkeiten für die Kernleistungsbereiche werden prioritär erbracht (die Röntgenleistung wird von der Station terminiert und vieles anderes mehr)
- Anwendung praktisch-technischer Kompetenzen (Festlegung in Stellen- und Aufgabenprofilen, Klärung der Verantwortungsübernahme und der Haftpflicht)
- Handhabung analytischer und reflektierender Kompetenzen mit wissenschaftlichen Grundlagen (evidenzbasierte und evaluierte Standardanwendung)

- Ausübung aller Pflegehandlungen unter ethisch-moralischen sowie interaktiven Gesichtspunkten (starker Patienteneinbezug in Entscheidungen)
- Pflegestationen mit eigenständiger Verantwortungsübernahme bei prioritär der Pflege bedürftigen Patienten – wenn ärztliche Interventionen nicht (mehr) vorliegen oder nicht (mehr) im Vordergrund stehen
- Erkenntnisse über Pflegeergebnisse, sind durch Studien zu gewinnen und der Fachöffentlichkeit zugänglich zu machen.[9]

Das berufliche Selbstverständnis ist in die Gestaltung institutioneller Strukturänderungen einzubetten und im Rahmen von Schlüsselqualifikationen weiter zu entwickeln. Für die berufliche Handlungskompetenz sind fortlaufende Evaluationen und kontinuierliche Fortbildungen selbstverständlich. Eine starke Patientenorientierung an allen Schnittstellen ist auszubauen.

Pflegende sind Partner im multidisziplinären Team und von daher für eine partnerschaftlich auszurichtende Zusammenarbeit zu qualifizieren. Gemeinsames Lernen und Studieren ist dafür besonders zu empfehlen. Der dafür notwendige Umgestaltungsprozess in den Einrichtungen, aber auch in der ambulanten und nachstationären Betreuung, erfordert Mut und Unterstützung durch die Politik und durch die Träger der Einrichtungen. Eine Erweiterung der Kompetenzen für die Pflegeprofession ist motivationssteigernd, zukunftsorientiert und beinhaltet vielfältige Karrieremöglichkeiten. Die Fluktuation wird mit intelligenten Modellen und mit stärkerer Wertschätzung auf wünschenswerte Maßstäbe reduziert und eine breite Wirkungsmöglichkeit für innovative und umsetzbare Konzepte hergestellt.

Sowohl gesundheitsfördernde als auch familienfreundliche Arbeitsangebote runden die Wirkungsmöglichkeiten ab. Eine produktive Teamleistung wird durch Partner auf Augenhöhe möglich. Diese Ausrichtung bietet der Pflege in Deutschland reelle Chancen und beste Aussichten.

1 Vgl. Deutscher Bildungsrat für Pflegeberufe: Pflegebildung offensiv – Handlungsleitende Perspektiven 2009, S. 26 und S. 12.
2 Vgl. Görres, Stefan u.a.: Transfer Netzwerk Innovative Pflegeausbildung – Synopse der Modellprojekte in Deutschland. Bremen 2005.
3 Vgl. Benner, Patricia: Stufen zur Pflegekompetenz. Bern 2000.
4 Zitiert nach ebd., S. 35.
5 Vgl. Sachverständigenrat zur Begutachtung der Entwicklung im Gesundheitswesen: Kooperation und Verantwortung, Voraussetzung einer zielorientierten Gesundheitsversorgung, Kurzfassung, Köln 2007.
6 Vgl. Robert Bosch Stiftung (Hrsg.): Memorandum: Für eine Verankerung der Pflegewissenschaft und Pflegeforschung an Medizinischen Fakultäten und Universitätskliniken in Deutschland, Bremen 2009.
7 Vgl. Verband der Pflegedirektorinnen und Pflegedirektoren der Deutschen Universitätskliniken (Hsrg.): Memorandum 2015 – 2010 „von der Zukunft aus die Gegenwart gestalten". Berlin 2010.
8 Verband der Pflegedirektorinnen u. Pflegedirektoren der Deutschen Universitätskliniken (Hsrg.): Netzwerk zur Beförderung der Akademisierung u. Pflegeforschung an Deutschen Universitätskliniken (unveröffentlichtes Skript, 2011).
9 Vgl. Schaeffer, Doris; Behrends, Johann; Görres, Stefan (Hrsg.): Optimierung und Evidenzbasierung pflegerischen Handelns. Weinheim 2008.

KATALOG

Geschichte der Pflege

Isabel Atzl und Jörg Weidert

Historische Objekte fotografiert von Christoph Weber

Schwesterntrachten fotografiert von Thomas Bruns

Geschichte der Krankenpflege ab 1800 im Überblick

Der Blick in die Geschichte der Krankenpflege zeigt, dass die Entwicklung dieses Berufszweiges vor allem durch eines geprägt ist: Vielfalt. Die Herauslösung der Aufgaben aus dem Familienverband und die parallel verlaufende Entstehung des modernen Gesundheitswesens mit der Zunahme stationärer Einrichtungen gaben den Weg für die Ausprägung sehr unterschiedlicher Organisationsstrukturen frei. Diese bildeten sich teils parallel, teils zeitlich versetzt vor allem im kirchlichen und weltlichen Bereich sowie durch die Kriegskrankenpflege heraus – immer vor dem Hintergrund sich wandelnder (gesundheits-)politischer Gegebenheiten. Durch die daraus resultierende starke Zersplitterung des Berufsstandes war es den Pflegenden in den deutschen Städten und Ländern über lange Zeit kaum möglich, sich in größeren Interessensgruppen zusammenzuschließen. Gegen zahlreiche äußere Einflüsse konnten sie sich kaum Gehör verschaffen, kurz: Die Verberuflichung und Professionalisierung der Krankenpflege brauchten Zeit – ein Umstand, der so manches bis heute bestehende Problem der Pflegenden erklären kann.

Veränderungen um 1800

In der Zeit ab 1800 greifen im Bereich des Gesundheitswesens hinsichtlich der Versorgung Kranker grundlegende Veränderungen in die jahrhundertealten Traditionen der Krankenpflege ein. Bis dato sind Kranke in der Regel im eigenen Familienverband, Arme und Fremde zum Teil in Hospitälern betreut worden. Beginnend mit dem 17. Jahrhundert nehmen sich die staatlichen Obrigkeiten zunehmend gesundheitspolitischer Fragen an. Im Laufe des 18. Jahrhunderts entstehen vermehrt Krankenanstalten, in denen zumeist Arme Aufnahme finden. Zur Pflege der Kranken werden in den konfessionellen Häusern Angehörige der Orden eingesetzt, dort und in den staatlichen Anstalten teilweise auch ungelernte Wärterinnen und Wärter. Aufgrund des Personalmangels und des ungelernten Wärterstandes mehren sich die Klagen über Missstände in der Pflege. Während des 19. Jahrhunderts bilden sich unterschiedliche Strukturen heraus, um diese Probleme zu beheben. Die Krankenpflege beginnt, sich zu einem eigenständigen Berufszweig zu entwickeln. Eine einheitliche Stimme der Krankenpflege gibt es jedoch bis weit ins 20. Jahrhundert hinein nicht.

Kirchliche und weltliche Pflegegemeinschaften im 19. Jahrhundert

Zu Beginn des 19. Jahrhunderts werden vereinzelt Krankenpflegeschulen eingerichtet, zaghafte Ansätze einer Ausbildung entwickelt und erste Lehrbücher veröffentlicht. In der ersten Jahrhunderthälfte formieren sich konfessionelle Pflegegemeinschaften. In den 1860er Jahren folgt die Kriegskrankenpflege, aus der die Schwesternschaft des Roten Kreuzes hervorgeht. Erst gegen Ende des Jahrhunderts beginnt sich die schon lange existierende weltliche Pflege in Verbänden und Gewerkschaften zu organisieren. Parallel hierzu nimmt im 19. Jahrhundert eine intensivierte Sozialgesetzgebung Fahrt auf. Im Gesundheitswesen des Deutschen Reiches bildet sich schließlich ein zunehmend flächendeckendes Krankenkassensystem aus.

Krankenpflege bedeutet zur damaligen Zeit zumeist noch die Versorgung der Armen in Krankenhäusern und der Wohlhabenden im häuslichen Bereich. Gegen die Dominanz des aufstrebenden und allseits anerkannten Berufsstandes der Ärzte kann sich die Krankenpflege nicht behaupten. Sie wird als ärztlicher Hilfs- oder Assistenzberuf angesehen, der fast keinerlei Mitspracherecht bei fachlichen oder politischen Fragen hat.

Staatliches Engagement um 1900

In der Zeit um 1900 existieren drei Zweige der Krankenpflege eher neben- als miteinander. Die konfessionellen Verbände formulieren durch den seelsorgerischen Auftrag einen eigenen Legitimationsanspruch. Die weltliche Krankenpflege organisiert sich erst jetzt in Berufsverbänden und beginnt, an eigenen überregionalen Organisationsstrukturen zu arbeiten. Durch die Konzentration auf die Kriegskrankenpflege hat sich das Rote Kreuz mit seinen Schwesternschaften eine anerkannte Stellung erarbeitet. Alle drei Bereiche der Krankenpflege werden nun auch für bürgerliche Frauen als Tätigkeitsfelder interessant. Diese Entwicklung kommt insbesondere der Emanzipationsbewegung der Zeit entgegen.

Wegen der chronischen Unterversorgung mit Pflegekräften zeigt nun allmählich auch der Staat Interesse an der Entwicklung des Berufsstandes. Nach heftigen Debatten erlässt der Reichstag 1907 Regelungen für ein staatliches Krankenpflegeexamen, das nach einjähriger Ausbildung abgelegt werden kann. Ohne gesetzlich bindend zu sein, bedeutet dieses aber für die Pflegenden einen ersten wichtigen Schritt auf dem Weg zum staatlich anerkannten Berufszweig. Weitere Maßnahmen und vor allem die Beteiligung der Pflegenden selbst an diesem Prozess bleiben zunächst jedoch aus.

Politische Umbrüche im 20. Jahrhundert

Die Entwicklung der Krankenpflege im 20. Jahrhundert ist von politischen Umbrüchen gekennzeichnet. Mit dem Ersten Weltkrieg erfolgt ein Einschnitt, der alle Bestrebungen für die Weiterentwicklung des Berufsstandes vorerst zum Stillstand bringt. Die Pflegenden versuchen in der Weimarer Republik an die Impulse der Vorkriegszeit anzuknüpfen, ab 1921 wird die Ausbildungszeit auf zwei Jahre verlängert.

Mit der Machtübernahme der Nationalsozialisten wird die Krankenpflege ab 1933 den ideologischen Zielen des Systems unterworfen. Die Pflegenden sind in der Folge an der Meldepflicht schwerkranker und behinderter Menschen im Rahmen der Gemeindekrankenpflege und an den Verbrechen der Medizin aktiv beteiligt. Später werden sie auch in der Kriegskrankenpflege tätig.

Nach 1945 wandelt sich die Krankenpflege zum Erwerbsberuf. Das Berufszölibat wird allmählich aufgehoben, Personalnotständen mit der Anwerbung von ausländischen Pflegekräften begegnet. Die deutsche Einheit im Jahr 1990 führt die unterschiedlichen strukturellen und inhaltlichen Entwicklungen in Ost und West wieder zusammen. – Bis heute kämpft der Berufsstand um Gleichberechtigung und Gleichbehandlung im Gesundheitswesen, vor allem gegenüber der ärztlichen Medizin.

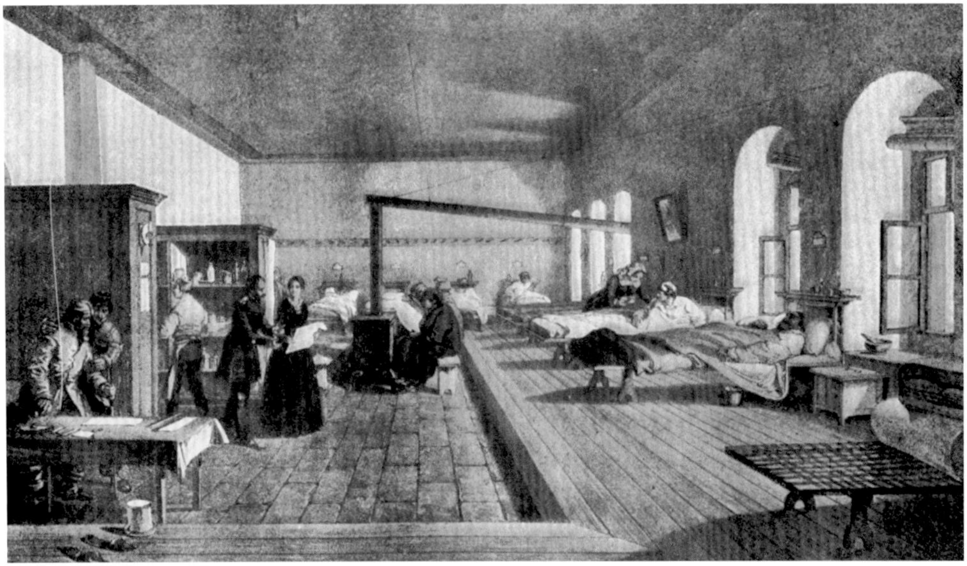

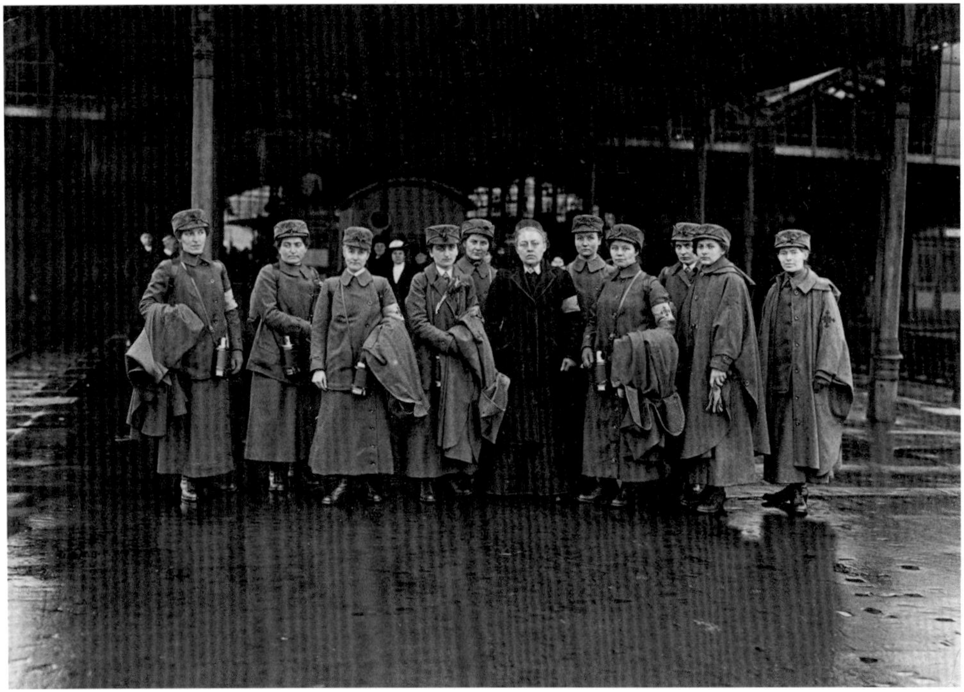

Florence Nightingale im Militärlazarett; William Simpson: The Seat of the War in the East. London 1855
Agnes Karll und Schwestern im Kriegseinsatz, 1914; Deutscher Berufsverband für Pflegeberufe e.V.

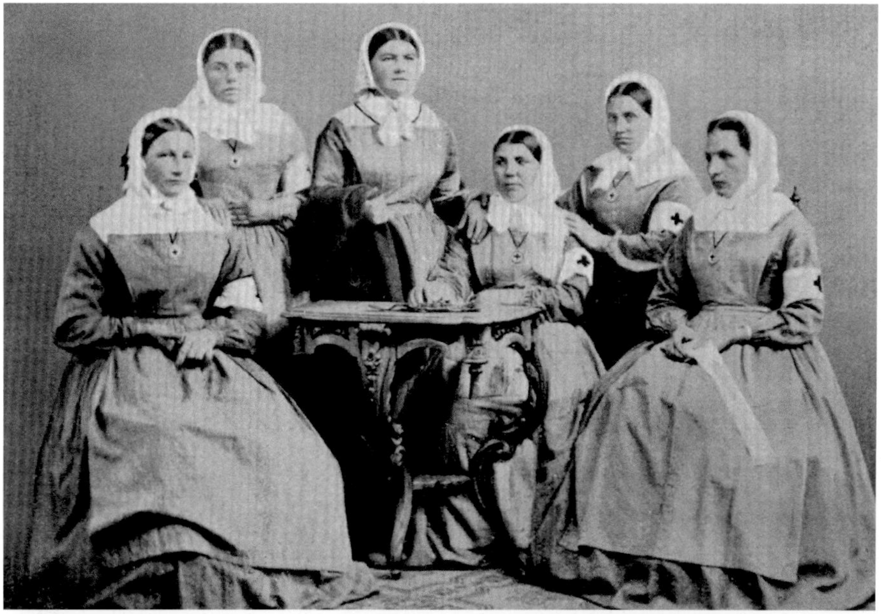

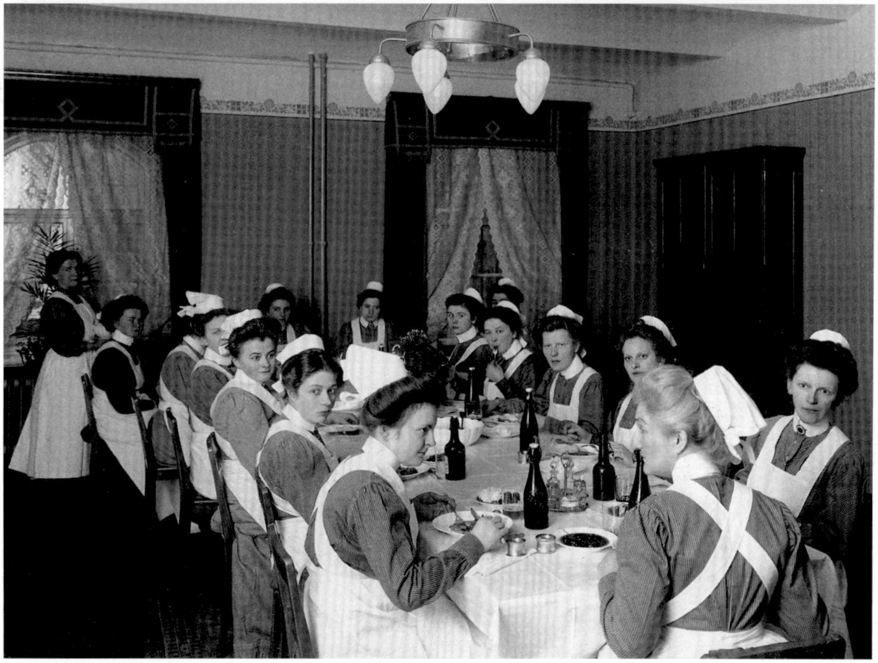

Schwestern im Krieg 1866; Verband der Schwesternschaften vom DRK e.V.
Schwestern-Speisezimmer an der Charité, um 1910; Institut für Geschichte der Medizin, Charité

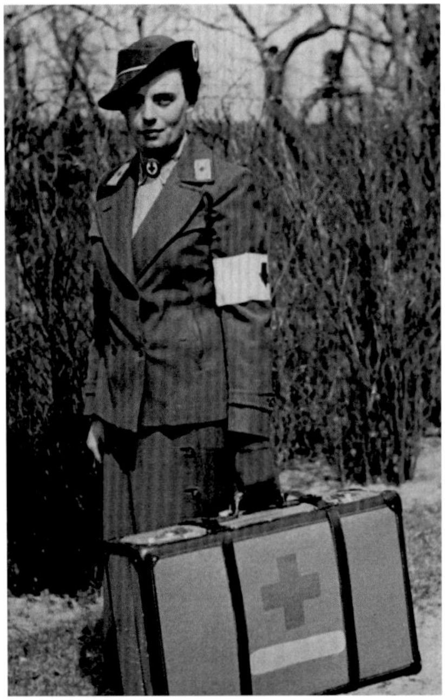

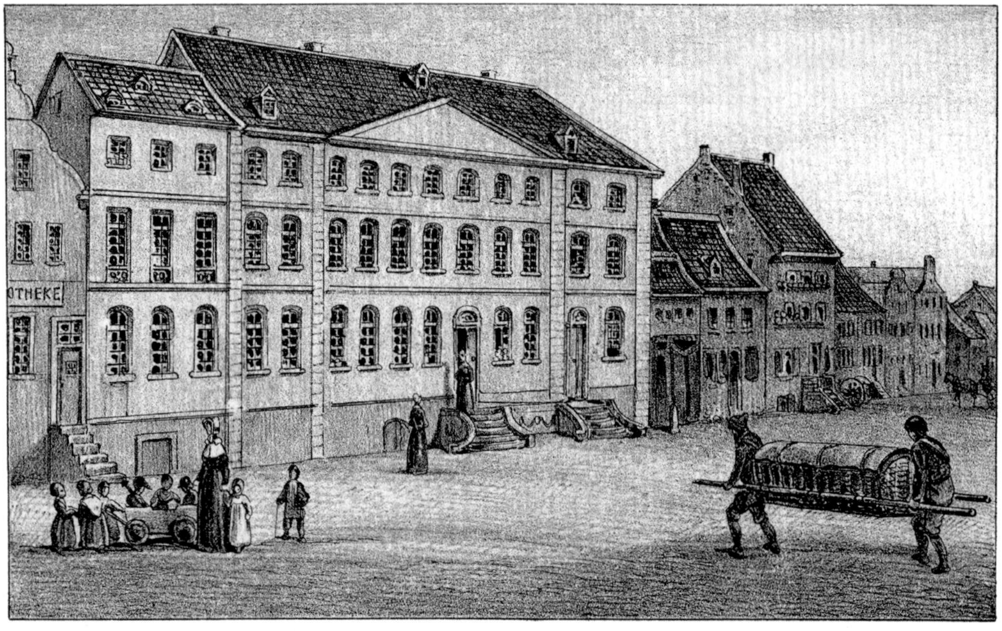

Rotkreuzschwester in Kriegstracht, 1939; Verband der Schwesternschaften vom DRK e.V.
Mutterhaus der Kaiserswerther Diakonissen, 19. Jh.; Fliedner-Kulturstiftung Kaiserswerth

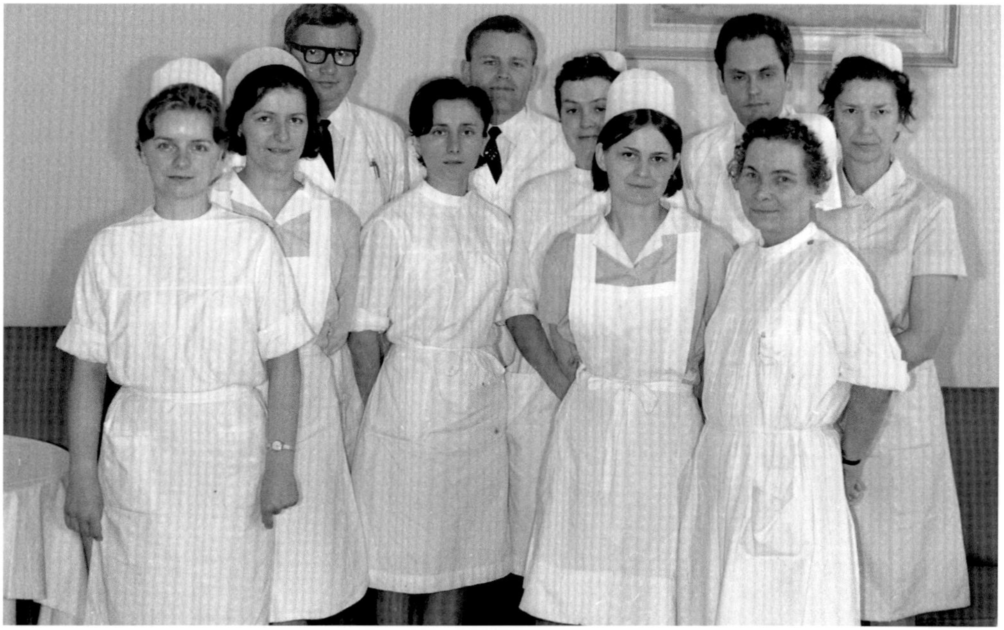

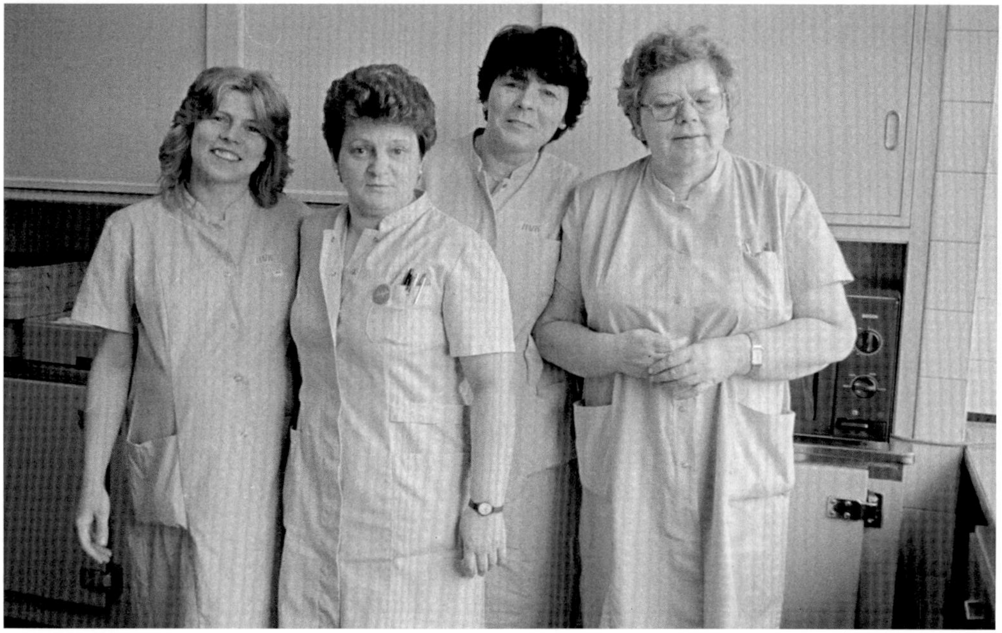

Stationsteam der Hautklinik, Charité Mitte (Ostberlin), 1968; Institut für Geschichte der Medizin, Charité
Stationsteam im Rudolf-Virchow-Klinikum (Berlin West), ca. 1985; Institut für Geschichte der Medizin, Charité

Stationen der Krankenpflegegeschichte

Krankenpflege bis 1800 – Vorgeschichte

Krankheiten gibt es seit Menschengedenken. Ebenso alt ist die Frage, wer sich der Kranken oder Verletzten annimmt. Für die griechisch-römische Antike sind die Nachweise der Pflege Kranker spärlich. Bekannt ist, dass diese Tätigkeit innerhalb des Familienverbandes zumeist von Frauen oder Sklaven ausgeführt wurde. Wenn ein Arzt zum Kranken gerufen wurde, vermischten sich medizinische Behandlung und Pflege. Ärzteschüler übernahmen, sofern sie im Haus blieben, auch die Betreuung des Kranken. Erste, vom Familienverband unabhängige Einrichtungen stellen die militärischen Lazarette und Krankenanstalten dar.

Während des Mittelalters und der Frühen Neuzeit entwickelt sich die Krankenpflege in unterschiedlichen Bereichen. Zum einen verbleibt sie im familiären, auch hier weiterhin zumeist weiblichen Umfeld, wobei das Pflege- und Heilwissen mündlich weitergegeben wird. Erst der Buchdruck führt zu einer größeren Verbreitung gesundheitlichen Wissens. Zum anderen etabliert sich die Pflege im Laufe der Jahrhunderte institutionell im Rahmen kirchlicher Einrichtungen. Der Gedanke der Heilung und Heilwerdung und damit auch die Aufgabe der Krankenpflege stützen sich in Westeuropa wesentlich auf biblische Wurzeln und den christlichen Glauben. Zahlreiche Orden wie die Benediktiner sehen die Krankenpflege im Sinne der Caritas (Barmherzigkeit) als eine ihrer zentralen Aufgaben an. Beginen und Begarden widmen sich der Versorgung Kranker in den Städten. Im Johanniter-Orden vereinigen sich missionarische Tätigkeit, militärischer Einsatz und Versorgung von Pilgern, Armen und Kranken im Hospital.

Mit den Umbrüchen durch die Reformation und dem daraus resultierenden Wandel der gesellschaftlichen Strukturen werden Veränderungen der Krankenpflege angebahnt, die ab etwa 1800 zur Herausbildung eines eigenen Berufszweiges beitragen.

Kirche und Krankenpflege

Das Wiederaufleben der Ordenspflege zu Beginn des 19. Jahrhunderts ist ein wichtiger Schritt in der Entwicklung der Krankenpflege. Zu einer Zeit, in der die Tätigkeit noch ohne Nachweis fachlicher Kenntnis ausgeübt werden kann, bringt die konfessionelle Krankenpflege mit dem Mutterhaus-System eine prägende Organisationsform auf den Weg. Bis weit ins 20. Jahrhundert hinein stellt sie einen Großteil des geschulten Pflegepersonals. Die konfessionell gebundene Lebens- und Arbeitsgemeinschaft des Mutterhauses bleibt in Deutschland lange die einzig denkbare, bürgerlich akzeptierte und anerkannte Organisationsform der Krankenpflege. In abgeänderter Form wird sie später auch außerhalb der Konfessionen übernommen. Die Pflege ist durch weibliche Arbeitskräfte geprägt, die Planung und Organisation unterliegt jedoch häufig Männern. Erst gegen Ende des 19. Jahrhunderts findet die freiberufliche Krankenpflege einen Weg aus diesem Modell, welches zwar Schutz verspricht, aber eine unabhängige Existenz der Frauen verhindert.

Katholische Pflegeorden und Pflegekongregationen

Erste Einflüsse für die Neugründung von katholischen Pflegekongregationen und -orden kommen aus Frankreich. Dort werden nach dem Verbot durch die Französische Revolution die weiblichen karitativen Ordensgemeinschaften 1807 wieder zugelassen. Im deutschsprachigen Raum sind vor allem drei Gemeinschaften aus der Tradition der Barmherzigen Schwestern bedeutend: die Borromäerinnen, die Vinzentinerinnen und die Clemensschwestern.

Alle Orden und Kongregationen führen die Tradition der mittelalterlichen Caritas unverändert fort: Religiöser Auftrag, tätige Nächstenliebe und selbstlose Hingabe unter Zurückstellung eigener Bedürfnisse prägen den Pflegealltag als christlich ausgerichteten Liebesdienst. Das Seelenheil des Kranken spielt eine große Rolle, Glaubensverkündigung und Mission sind wichtiger Bestandteil der Pflege.

Die pflegenden Ordensfrauen leben in Gemeinschaft unter der Leitung einer Oberin in Mutterhäusern. Sie erhalten keinen Lohn, sondern ein Taschengeld, sind aber im Krankheitsfall und Alter über die Gemeinschaft versorgt. Das Mutterhaus schließt so genannte Gestellungsverträge mit den Krankenhäusern ab, die auf diesem Weg ihren Bedarf an Pflegekräften decken. Die Schwester wird vom Mutterhaus entsandt und kann von dort jederzeit abberufen oder versetzt werden. Der Unterricht in der ambulanten und stationären Pflege erfolgt durch ältere, erfahrene Schwestern. Lehrbücher kommen selten zum Einsatz, ärztliche Anleitung gibt es in der Regel nicht.

Evangelische Diakonie

Von protestantischer Seite gibt es früh Bestrebungen, den katholischen Pflegeorden und -kongregationen etwas Gleichwertiges entgegenzusetzen. Nach der Etablierung kleinerer Pflegegemeinschaften, wie etwa jener von Amalie Sieveking (1794-1859) in Hamburg, ist es vor allem der Pfarrer Theodor Fliedner (1800-1864), der diese Bestrebungen bündelt. Er gründet 1836 den Evangelischen „Verein für christliche Krankenpflege in Rheinland und Westfalen“ und richtet in Kaiserswerth ein Krankenhaus zu Ausbildungszwecken ein. Strukturell orientiert sich Fliedner am katholischen Beispiel und übernimmt das Mutterhausprinzip sowie den Gestellungsvertrag. Andere Charakteristika vermeidet er: Nach einer hinsichtlich der Voraussetzungen flexibel gehandhabten Ausbildungs- und Probezeit verpflichten sich die Diakonissen alle fünf Jahre neu dem Mutterhaus und der Keuschheit. Die Ausbildung kann von „Mädchen“ ab dem 21. Lebensjahr und verwitweten Frauen aufgenommen werden. Eine Wochenstunde Unterricht wird von einem Arzt gehalten. Dabei kommen die Lehrbücher der Ärzte Johann Friedrich Dieffenbach (1792-1847) und Carl Emil Gedicke (1797-1867) zum Einsatz.

Die Krankenpflege der Kaiserswerther Diakonissen breitet sich schnell aus. 1861 existieren bereits 28 Mutterhäuser mit über 1.200 Diakonissen in aller Welt. Es gibt klare Hierarchien in der Unterordnung zum Arzt oder der leitenden Schwester. Von den ausgesandten Diakonissen werden Berichte an die jeweiligen Mutterhäuser erwartet, die persönlich oder mit einem Rundbrief beantwortet werden.

Fliedners Modell hat den theoretisch und praktisch konzipierten Unterricht in seiner heutigen Form mit vorbereitet, die christlich gegründete Berufsethik gefestigt, bürgerliche Ideale integriert und nicht zuletzt ein Bild der Krankenschwester als Helferin des Arztes geformt, das für die nachfolgende Krankenpflege prägend wurde.

Freiwillige Kriegskrankenpflege und Rotes Kreuz

Die Kriege des 19. und 20. Jahrhunderts verändern die Organisation der Krankenpflege stark. Die Arbeit in den Lazaretten wird als wichtiger weiblicher Kriegsbeitrag angesehen.

Die Schlacht von Solferino 1859 gilt als Initialzündung der Rotkreuz-Bewegung. Der Schweizer Bankier Henri Dunant (1828-1910) wird Augenzeuge und organisiert die Versorgung der Verwundeten. Er richtet einen Appell an zahlreiche Regierungen und erreicht dadurch eine internationale Konferenz. 1863 wird das Internationale Rote Kreuz gegründet, 1864 die 1. Genfer Konvention verabschiedet, die unter anderem die Neutralität der Lazarette beschließt. Als verbindliches Schutzzeichen gilt seither das rote Kreuz auf weißem Grund.

Ab 1864 entstehen zahlreiche Vereine zur Pflege Verwundeter, die zunächst noch nicht unter der Bezeichnung Rotkreuz-Verein fungieren und zumeist reine Männergesellschaften sind. Eine Ausnahme ist der Badische Frauenverein, der bereits 1859 gegründet wird, um die Ausbildung von Pflegerinnen zu verbessern. Er wird 1866 als erste nationale Rotkreuz-Organisation anerkannt. Aus den Pflegerinnen werden damit Rotkreuz-Schwestern, die wie ihre konfessionellen Vorgängerinnen im Mutterhaussystem organisiert sind. Es folgen weitere lokale Gründungen Vaterländischer Frauenvereine, die wiederum Vorläufer der Frauenvereine des Roten Kreuzes sind. In den meisten deutschen Staaten stehen diese unter dem Protektorat der Ehefrauen der regierenden Fürsten, was ihnen gesellschaftliches Ansehen verschafft. Die Zahl der Rotkreuz-Schwesternschaften steigt rasch an. Sie berufen sich auf karitative Ideale, sind aber für alle Konfessionen offen und werden öffentlich unterstützt.

Die folgenden Kriege tragen wesentlich zur weiteren Verbreitung der Rotkreuz-Bewegung bei. Bis 1900 werden von den Frauenvereinen bereits 25 Ausbildungskrankenhäuser für Rotkreuz-Schwestern betrieben. Die Ausbildung ist ethisch geprägt und pflegetechnisch auf chirurgische Assistenz angelegt. Theoretische Inhalte werden nur im geringen Umfang vermittelt.

Technische Entwicklung, Medizin und Pflege

In Forschung und Krankenversorgung nimmt die Medizin ab etwa 1840 einen großen Aufschwung. Ärzte genießen hohes Ansehen. Ihre Einflussmöglichkeiten in der Gesundheitspolitik und auf die Struktur der Krankenversorgung sind groß. Es gelingt ihnen, die Krankenpflege bis weit in die zweite Hälfte des 20. Jahrhunderts als ärztlichen Heilhilfsberuf fest zu schreiben, dem eigene Kompetenzen und eigenverantwortliche Tätigkeitsfelder aberkannt werden. Krankenbeobachtung wird auf die Erkennung konkreter Krankheitszeichen ausgerichtet; diese müssen in Aufzeichnungen dem Arzt zur Verfügung gestellt werden. Gleichzeitig entstehen durch wachsende Erkenntnisse neue Pflegetechniken und -utensilien, die einen geschulten Umgang erfordern. Bei der Vermittlung des erforderlichen Wissens kommt den Ärzten eine zentrale Rolle zu, sind sie es doch, die die ersten weithin geltenden Lehrbücher für Krankenpflege verfassen. Diese Veränderungen, die nicht aus der Pflege selbst heraus entstehen, führen zu umfangreichen Neuerungen im Pflegebereich. Aufgrund der langsamen Verberuflichung der Pflege und der uneinheitlichen Zuständigkeiten werden sie kaum mit den Betroffenen selbst ausgehandelt und diskutiert. Vielmehr stürmen sie von außen auf die Pflege ein.

Neben der Medizin übt auch die materialtechnische Entwicklung Einfluss auf die Krankenpflege aus. Durch die stete Erfindung neuer Materialien und Verfahren verändert sich das „Handwerkszeug" der Pflegenden. Neben der zunehmenden Bedeutung der Hygiene kommen Eisen- anstatt Holzbetten mit zum Teil neuartigen Auflagen, eine zunehmende Zahl von Arzneimitteln sowie neue Verbandmaterialien und Gerätschaften zum Einsatz. Substanzen wie Gummi lösen die zuvor verwendeten Wachstücher als wasserdichtes Material ab. All dies verändert den Alltag der Pflegenden in erheblichem Maße.

Weltliche Krankenpflege

Zu Beginn des 19. Jahrhunderts gibt es zahlreiche Krankenwärterinnen und -wärter, die in den entstehenden Krankenhäusern ohne pflegerische

Ausbildung Dienst tun. Ihre Arbeitsbedingungen sind bis ins frühe 20. Jahrhundert hinein katastrophal, ihr Ansehen ist gering. Die Zahl der weltlichen Pflegenden (auch freie oder „wilde" Schwestern genannt) steigt im Laufe des 19. Jahrhunderts zwar an, ihre Fluktuation ist jedoch groß. Die Patienten müssen entsprechend gravierende Missstände hinnehmen.

Bestrebungen, weltliche Krankenpflegeschulen zu errichten, gibt es schon Ende des 18. Jahrhunderts. Auch werden nun von Ärzten verfasste Lehrbücher für die Krankenpflege veröffentlicht, jedoch bleiben diese Initiativen zunächst die Ausnahme.

Erst 1907 wird auf politischer Ebene ein erster Erlass mit der Empfehlung einer einjährigen Ausbildung und eines anschließenden Examens beschlossen. Dies bedeutet die staatliche Anerkennung des Berufes, ist für die Ausübung der Tätigkeit jedoch nicht bindend. Insgesamt ändert sich für die Pflegenden wenig. Zur gleichen Zeit versuchen die freien Pflegekräfte sich zu organisieren. Neben den sozial schlecht gestellten Wärterinnen und Wärtern kommen nun auch Frauen aus bürgerlichen Schichten in den Pflegeberuf. Die Krankenpflegerin Agnes Karll (1868-1927) gründet 1903 zusammen mit anderen die Berufsorganisation der Krankenpflegerinnen Deutschlands (B.O.K.D., nach dem Zweiten Weltkrieg: Agnes-Karll-Verband, heute: DBfK), die auch Arbeitsangebote vermittelt oder Versicherungsschutz und Rechtsberatung anbietet. Daneben entstehen weitere Organisationen und erste Zeitschriften für Krankenpflege. Trotz all dieser Initiativen bleibt die Situation für die weltlichen Pflegekräfte disparat. – Nach 1918 erstarken die Berufs- und Gewerkschaftsverbände der Krankenpflege und verschaffen sich zunehmend Gehör.

Krankenpflege im Nationalsozialismus

Mit der Machtübernahme der Nationalsozialisten im Jahr 1933 wird auch die Krankenpflege umfassenden Veränderungen unterworfen. Als größte Berufsgruppe innerhalb des Gesundheitswesens und durch ihre volksnahe Stellung kommt den Pflegenden eine besondere Rolle in der Durchsetzung nationalsozialistischer Ziele zu. Der Machtapparat richtet seine Anstrengungen darauf, die vielfältigen Strukturen innerhalb der Pflege zu vereinheitlichen: 1934 wird die NS-Schwesternschaft (im Volksmund auch „Braune Schwestern" genannt) gegründet, 1936 bildet sich innerhalb der freien Wohlfahrtspflege der „Fachausschuß für Schwesternwesen", in dem alle Pflegeverbände vertreten sind. 1942 werden die freien Schwestern mit der NS-Schwesternschaft vereinigt, jedoch funktioniert die von den Nationalsozialisten gewünschte Gleichschaltung so schlecht, dass 1943 eine neue „Planungsstelle für Schwesternwesen" gegründet wird.

An den Verbrechen der Medizin im Nationalsozialismus ist die Berufsgruppe der Pflegenden direkt beteiligt. Die Mitwirkung an Zwangssterilisationen, die penible Meldung aller körperlich wie geistig oder sozial auffälligen Kinder im Rahmen des Gemeindeschwesternwesens, die in den Konzentrationslagern und andernorts von der NS-Schwesternschaft unterstützten Menschenversuche sowie die Tötungsaktion T4, bei der mehr als 200.000 behinderte und psychisch kranke Menschen ermordet werden, wären ohne die Mitarbeit Pflegender in diesem Umfang kaum möglich gewesen.

Während die NS-Schwesternschaft explizit den nationalsozialistischen Zielen unterstellt ist und die uneingeschränkte Mitarbeit durch die Vereidigung auf das neue politische System gewährleistet wird, beteiligen sich auch Mitglieder der freien Schwesternschaft, des Deutschen Roten Kreuzes und der Diakonie an einzelnen Maßnahmen. Lediglich für die katholischen Orden lässt sich eine konsequentere Weigerungshaltung gegenüber den Zwangssterilisationen erkennen.

Unterschiede zwischen Ost und West

Die Entwicklung des Krankenpflegeberufs nimmt im geteilten Deutschland einen unterschiedlichen Verlauf. Im Westen wird zumeist auf Organisationsformen aus der Zeit vor 1933 zurückgegriffen. Die konfessionellen Verbände und das Rote Kreuz bilden sich neu, der „Agnes-Karll-Verband" entsteht in der Nachfolge der B.O.K.D., in der Gewerkschaft ÖTV bildet sich der „Bund Freier Schwestern". Die großen Mutterhaus-Schwesternschaften dominieren zunächst wieder das Berufsfeld. Erst 1957 gelingt es, ein einheitliches Krankenpflegegesetz zu verabschieden, bis dahin gilt die Ausbildungsregelung von 1938. Bereits 1965 wird eine Novellierung verabschiedet, doch die Diskussion um das Ausbildungsniveau bleibt kontrovers. Erst allmählich setzt sich in Westdeutschland die schon länger bestehende Tendenz zur Verweltlichung des Berufsstandes durch.

In der Sowjetischen Besatzungszone wird 1946 die „Verordnung über die berufsmäßige Ausübung der Krankenpflege" erlassen. Sie knüpft die Berufsausübung an die staatliche Erlaubnis und fordert politischen Unterricht für Pflegekräfte. Anders als in Westdeutschland ist das Krankenpflegegesetz von 1938 damit schnell hinfällig, ebenso die Tradition bürgerlicher Krankenpflege oder die Diskussion über die Werte eines „christlichen Liebesdienstes". Obwohl einige konfessionelle Krankenhäuser und Schwesternschaften bestehen bleiben, spielen sie in der offiziellen Darstellung keine Rolle. Insgesamt unterliegt die Krankenpflege in Ostdeutschland einem Prozess der Verstaatlichung. Dabei wird das Berufsfeld stark auf die Belange der Medizin hin ausgerichtet und im Ausbildungsbereich vergleichsweise früh auf ein akademisches Niveau angehoben.

Auf dem Weg zum Erwerbsberuf in Westdeutschland (1945-1990)

Das Selbstverständnis der Krankenpflegekräfte schwankt in Westdeutschland seit den 1950er Jahren zwischen der traditionellen Berufung zum christlichen Liebesdienst und einem moderneren Berufsprofil. Das alte Mutterhausideal einer ledigen Schwester, in den Anstaltsunterkünften lebend, mit einer an die Rundumbetreuung angepassten Arbeitszeit und niedrig entlohnt, ist nicht mehr zeitgemäß. Der Nachwuchsmangel – ein durch die Jahrzehnte immer wieder auftauchendes

Problem – treibt die Säkularisierung des Berufsbildes entschieden voran. Teilzeit- und Schichtarbeit für Frauen und Männer, verheiratet oder ledig, wird ebenso zur Regel wie die Einführung einer Krankenpflegehilfeausbildung. Ab 1965 werden vermehrt ausländische Pflegekräfte aus Asien angeworben, um dem Pflegenotstand entgegen zu treten, ab 1969 gibt es einen Ausbildungsberuf in der Altenpflege. Die Zahl der Zivildienstleistenden ist in dieser Zeit noch sehr gering, steigt aber ab den 1980er Jahren stark an. Der Zivildienst wird für eine Hinwendung von Männern zum Krankenpflegeberuf bedeutend.

Trotz andauernder Kritik wird das Krankenpflegegesetz erst 1985 neu gefasst. Mit Übergangsregelungen gilt es nach der deutschen Wiedervereinigung auch für die neuen Bundesländer. Examinierten Pflegekräften bietet sich die Möglichkeit der Fachspezialisierung, universitäre Studiengänge werden außerhalb von Modellversuchen erst nach 1990 bedeutend. Die Tradition als Heilhilfsberuf ist damit nicht beendet, die Emanzipation der Krankenpflege vom Beruf des Arztes muss bis ins 21. Jahrhundert warten.

Verstaatlichung in Ostdeutschland (1945-1990)

In Ostdeutschland werden 1950 alle Ausbildungsstätten der Krankenpflege in staatliche Fachschulen umgewandelt. Zugangsvoraussetzung ist das Abitur oder eine abgeschlossene Berufsausbildung. Vor allem der Nachwuchsmangel führt 1961 zur Überleitung in einen Ausbildungsberuf, bei dem Zugangsalter und -qualifikation herabgesetzt werden. 1974 wird die medizinische Fachschulausbildung erneut eingerichtet. Begründet wird der Schritt mit der Notwendigkeit eines höheren Ausbildungsniveaus, er gilt aber auch als Würdigung der Bedeutung pflegerischer Arbeit. Die Ausbildung zum „Facharbeiter für Krankenpflege“ oder zur „Wirtschaftspflegerin“ bleiben erhalten.

Trotz des schwierigen Verhältnisses von Kirche und Staat gibt es ausbildende konfessionelle Träger. Deren Gestaltungsraum wird durch ausbildungsverlängernde Praktika und die Verlegung des theoretischen Unterrichts an die Fachschulen weiter beschnitten, jedoch sind kirchliche Einrichtungen aufgrund ihrer Westkontakte häufig gut ausgestattet und eine wichtige Stütze im Gesundheitswesen.

Bereits ab 1952 wird begonnen, die Ausbildung von Lehrkräften für die Pflege zu reformieren. Ab 1963 gibt es die Möglichkeit des Studiums zum „Diplom-Berufsschullehrer für das Gesundheitswesen“ (später „Diplom-Medizinpädagoge“). Der Studiengang wurde 1969 von der Pädagogischen an die Medizinische Fakultät verlegt. Dies unterstreicht die starke medizinische Orientierung der Krankenpflegeausbildung in der DDR, die zudem im Bereich der Lehrtätigkeit sehr viel früher akademisiert wurde als in Westdeutschland.

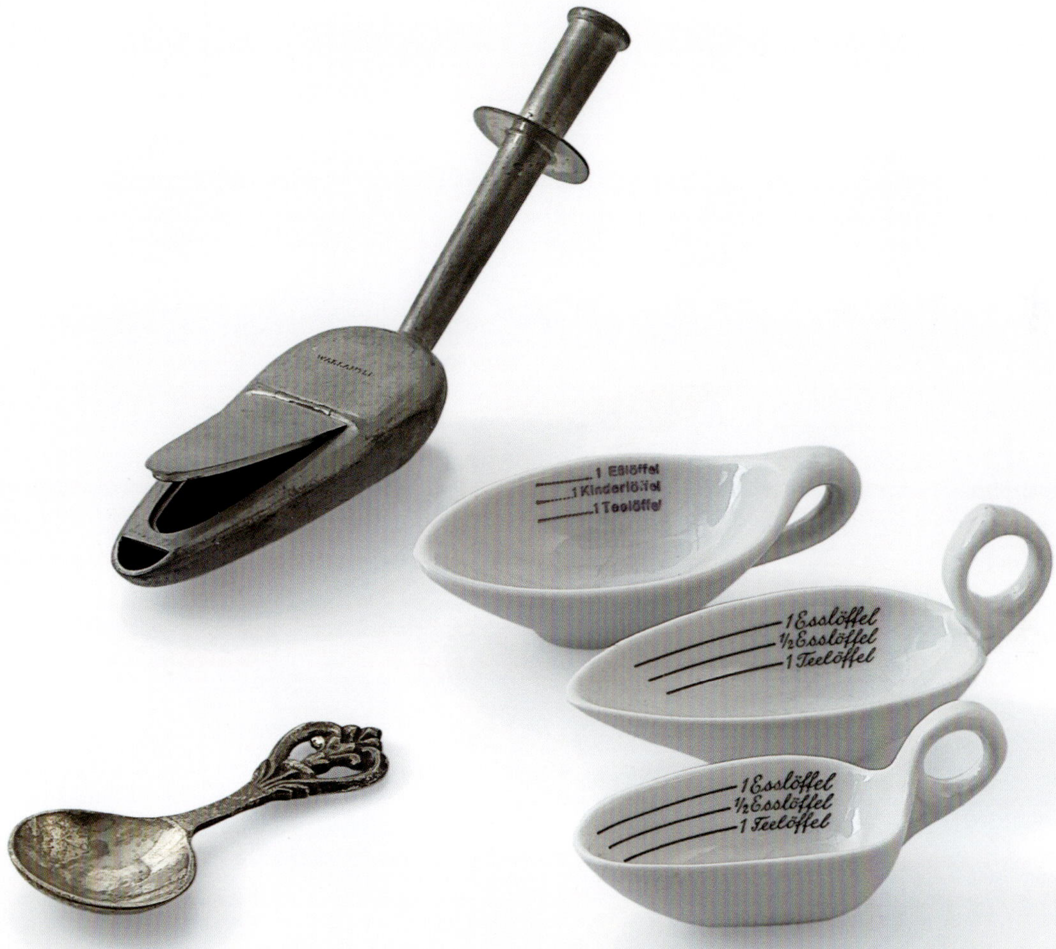

Medikamentenlöffel, 18.-20. Jh., Centrum für Anatomie, Charité, Berliner Medizinhistorisches Museum der Charité

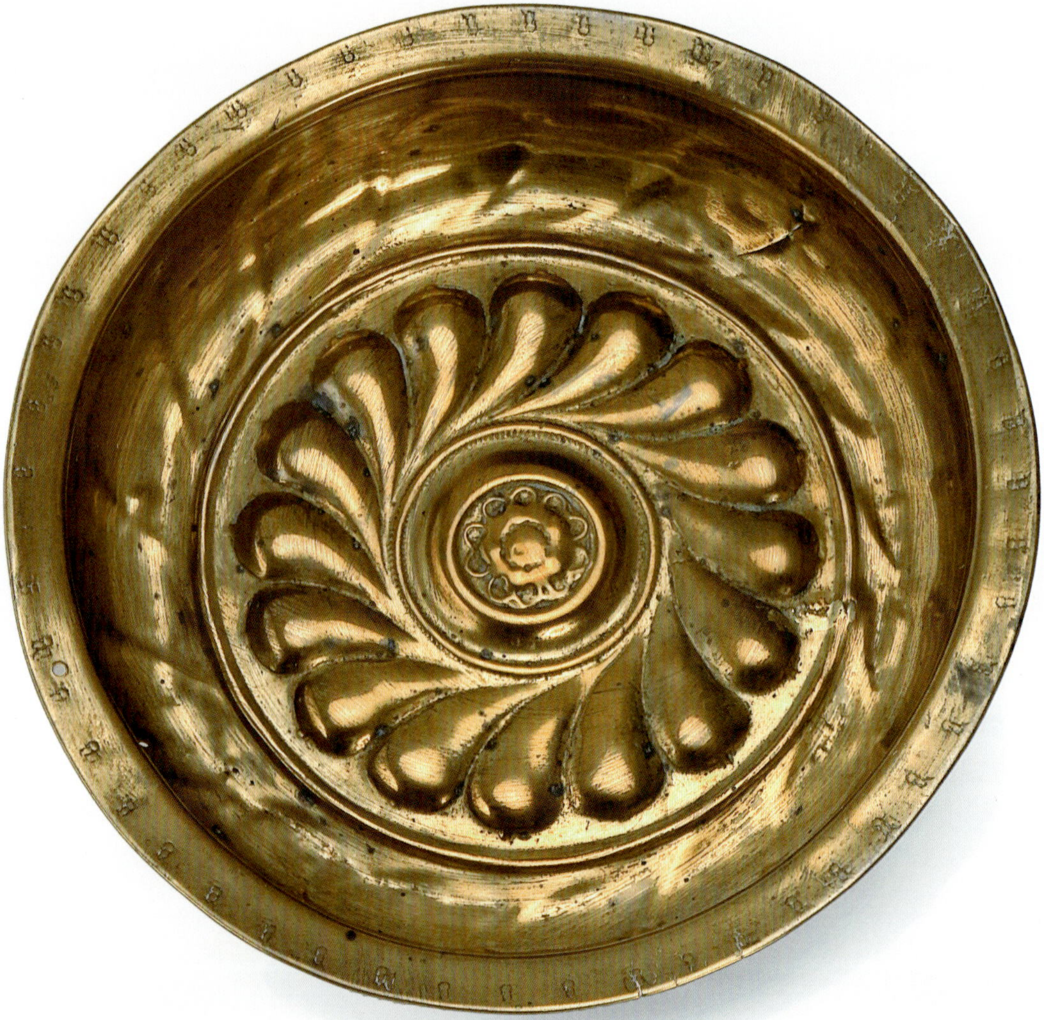

Aderlass-Schale, 18. Jh., Berliner Medizinhistorisches Museum der Charité

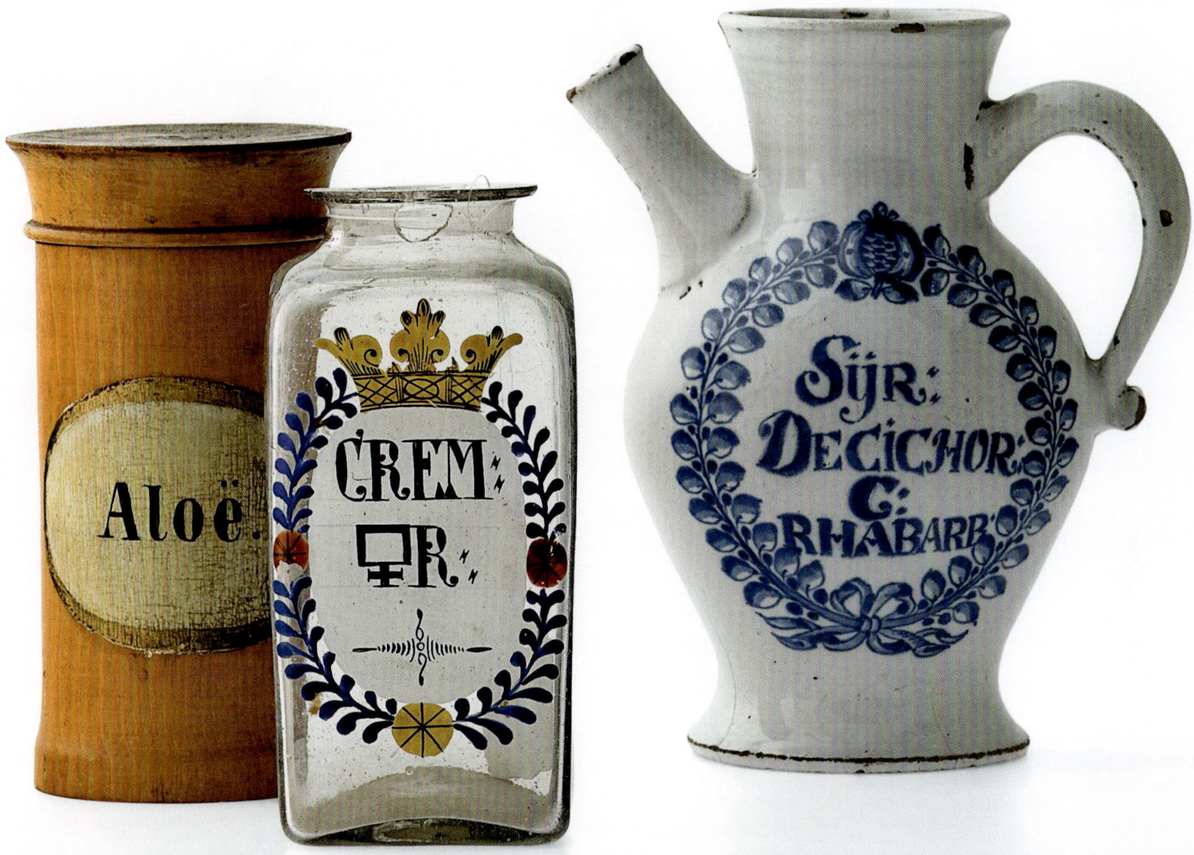

Leichte Abführmittel: Aloe, Cremor tartari, Rhabarbersirup, 18.-19. Jh., Deutsches Apothekenmuseum, Heidelberg

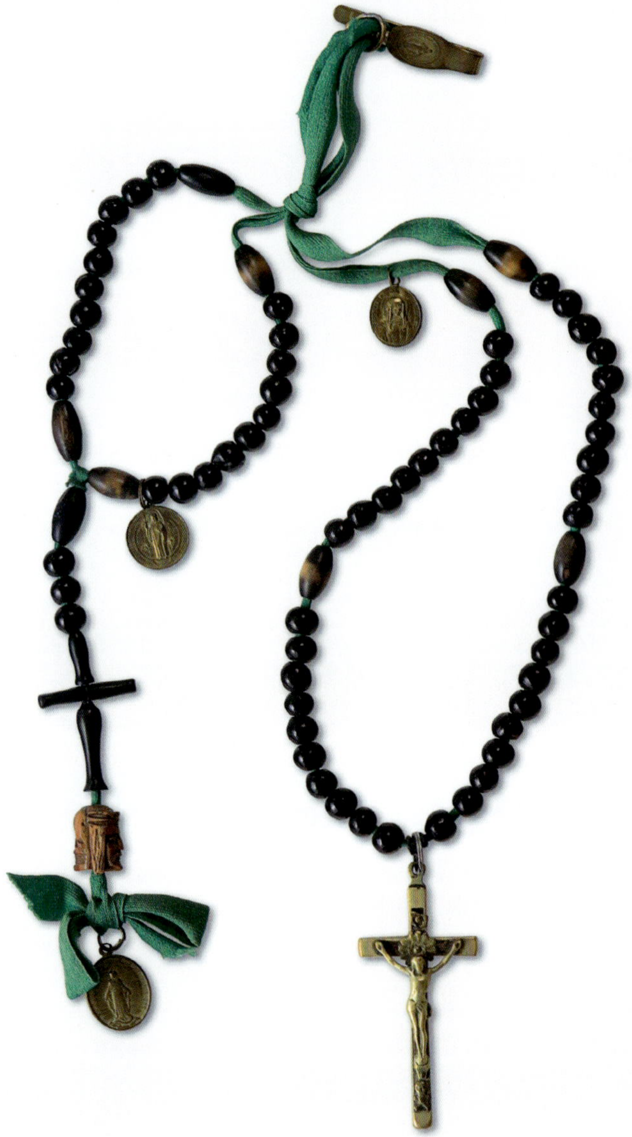

Rosenkranz der Vinzentinerinnen, 19. Jh., Vereinigung der Vinzentinerinnen e.V., Köln

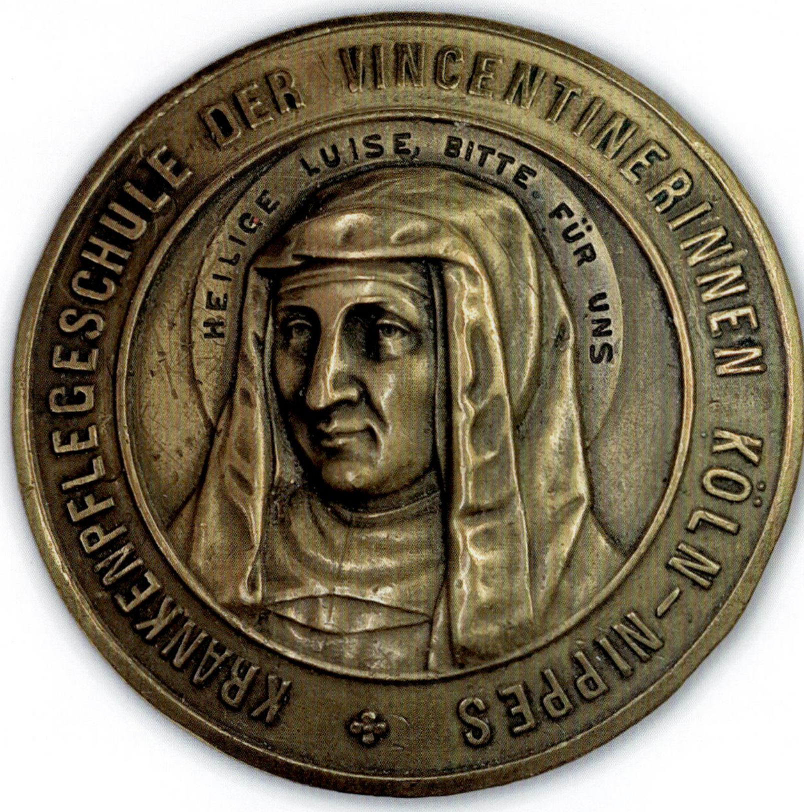
KRANKENPFLEGESCHULE DER VINCENTINERINNEN KÖLN-NIPPES
HEILIGE LUISE, BITTE FÜR UNS

Brosche der Luisenschwestern, 20. Jh., Vereinigung der Vinzentinerinnen e.V., Köln

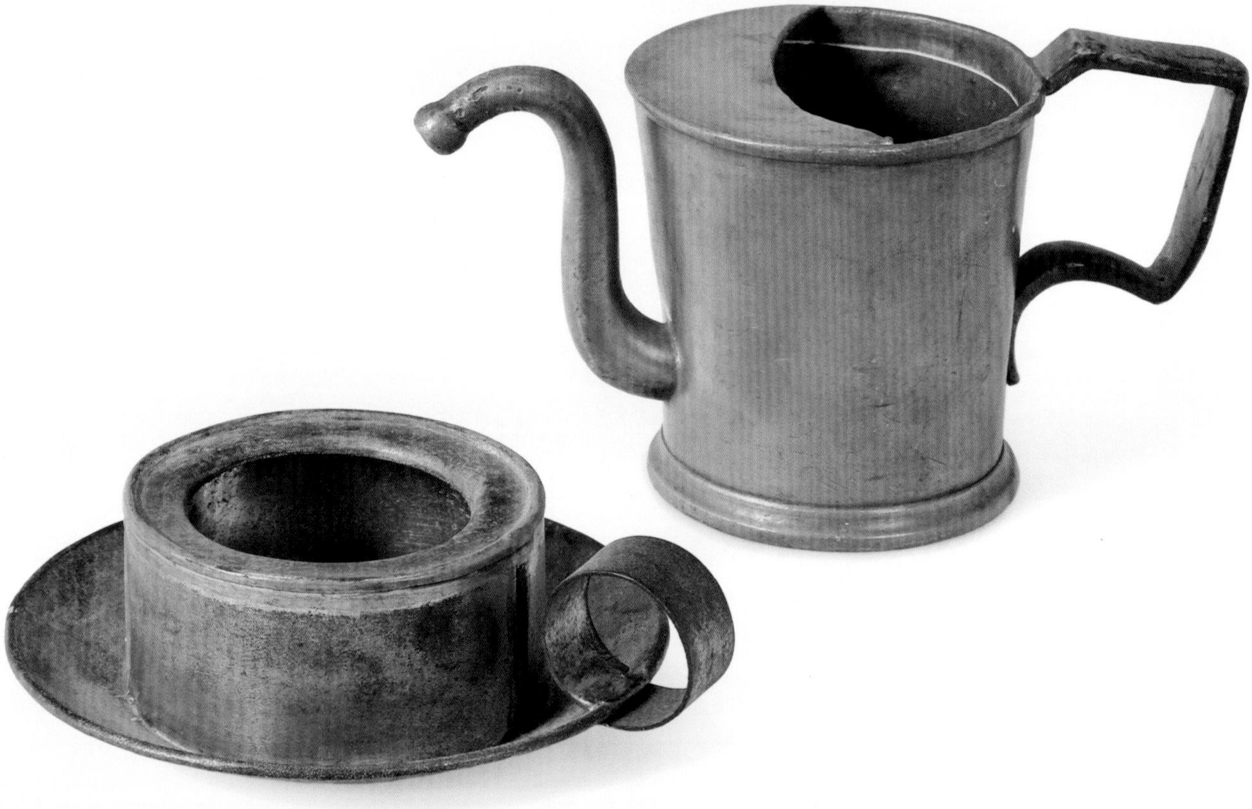

Bouillon-Tasse und Tüllenbecher zum Anreichen von Nahrung, 18. Jh., Centrum für Anatomie, Charité

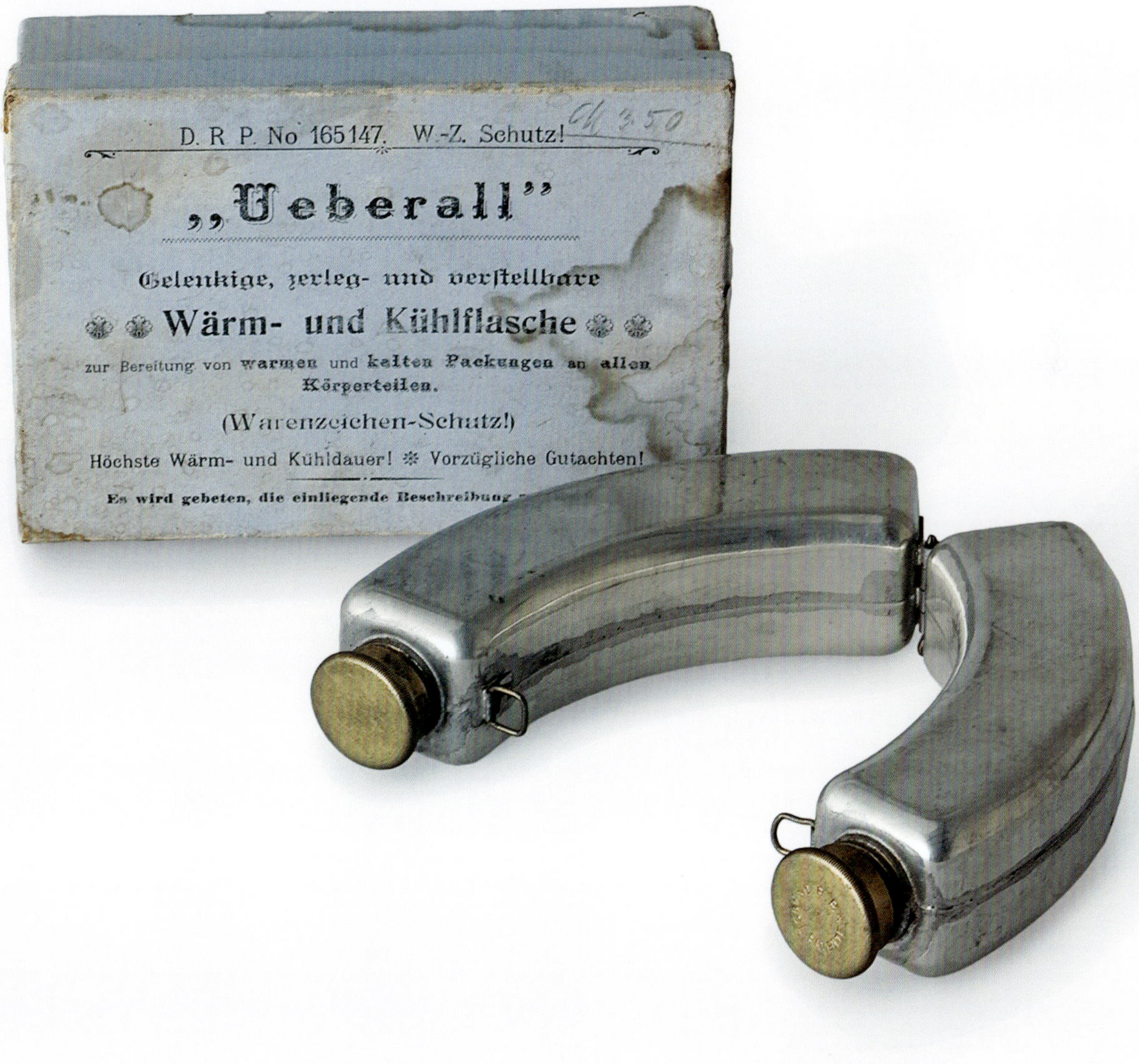

Wärmflasche, um 1900, Berliner Medizinhistorisches Museum der Charité

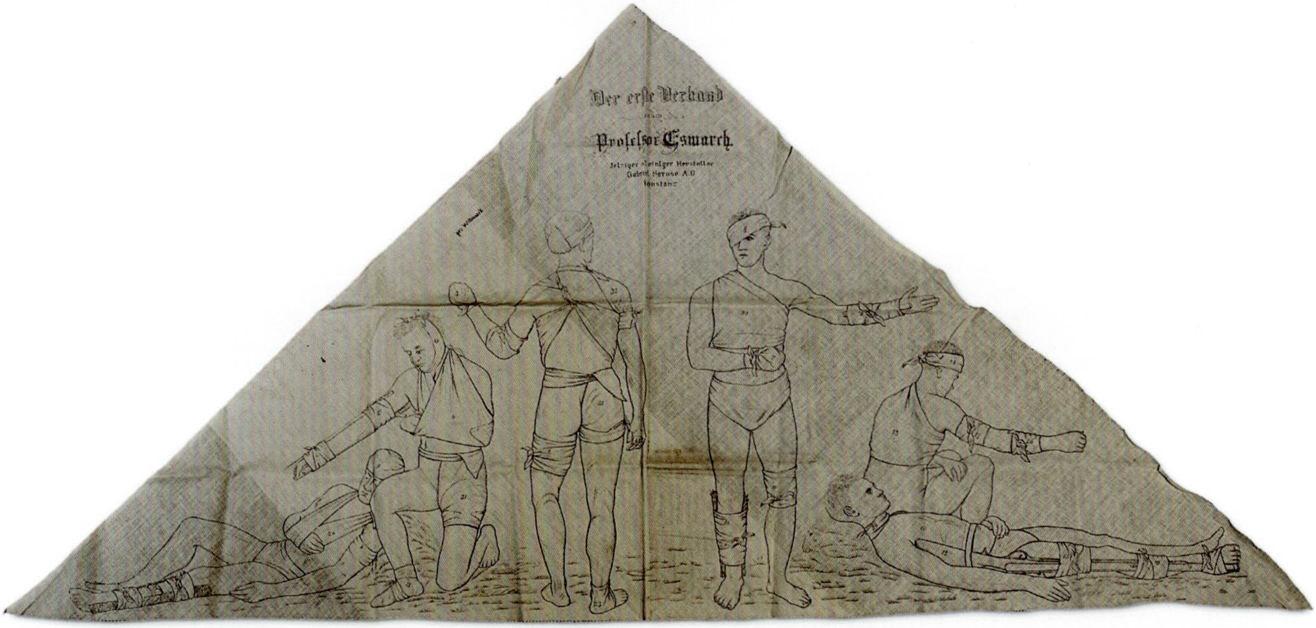

Verbandstuch nach Esmarch, 20. Jh., Berliner Medizinhistorisches Museum der Charité

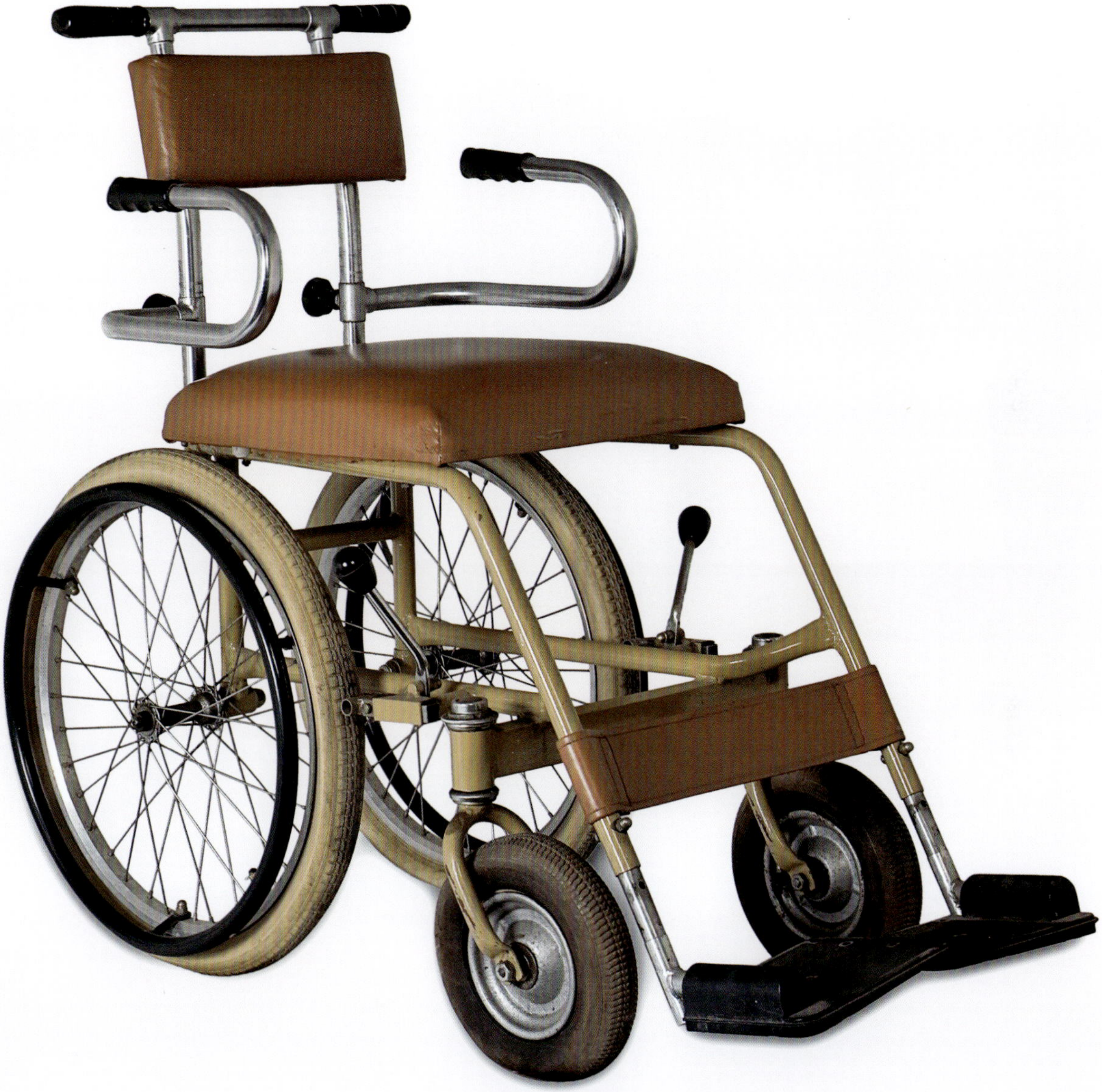

Kinderrollstuhl, um 1965, Berliner Medizinhistorisches Museum der Charité

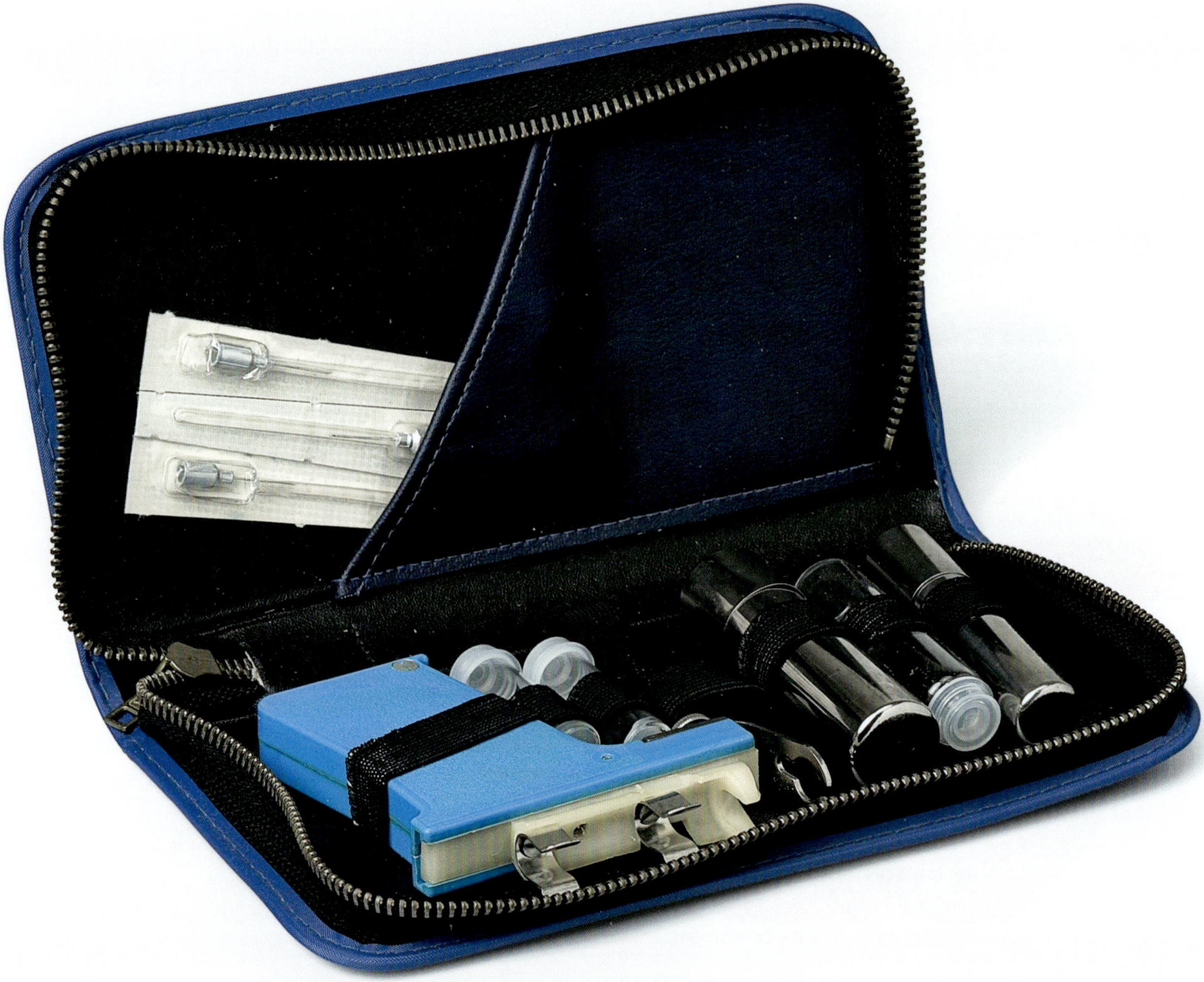

Diabetikerbesteck zur Verabreichung von Insulin, um 1980, Berliner Medizinhistorisches Museum der Charité

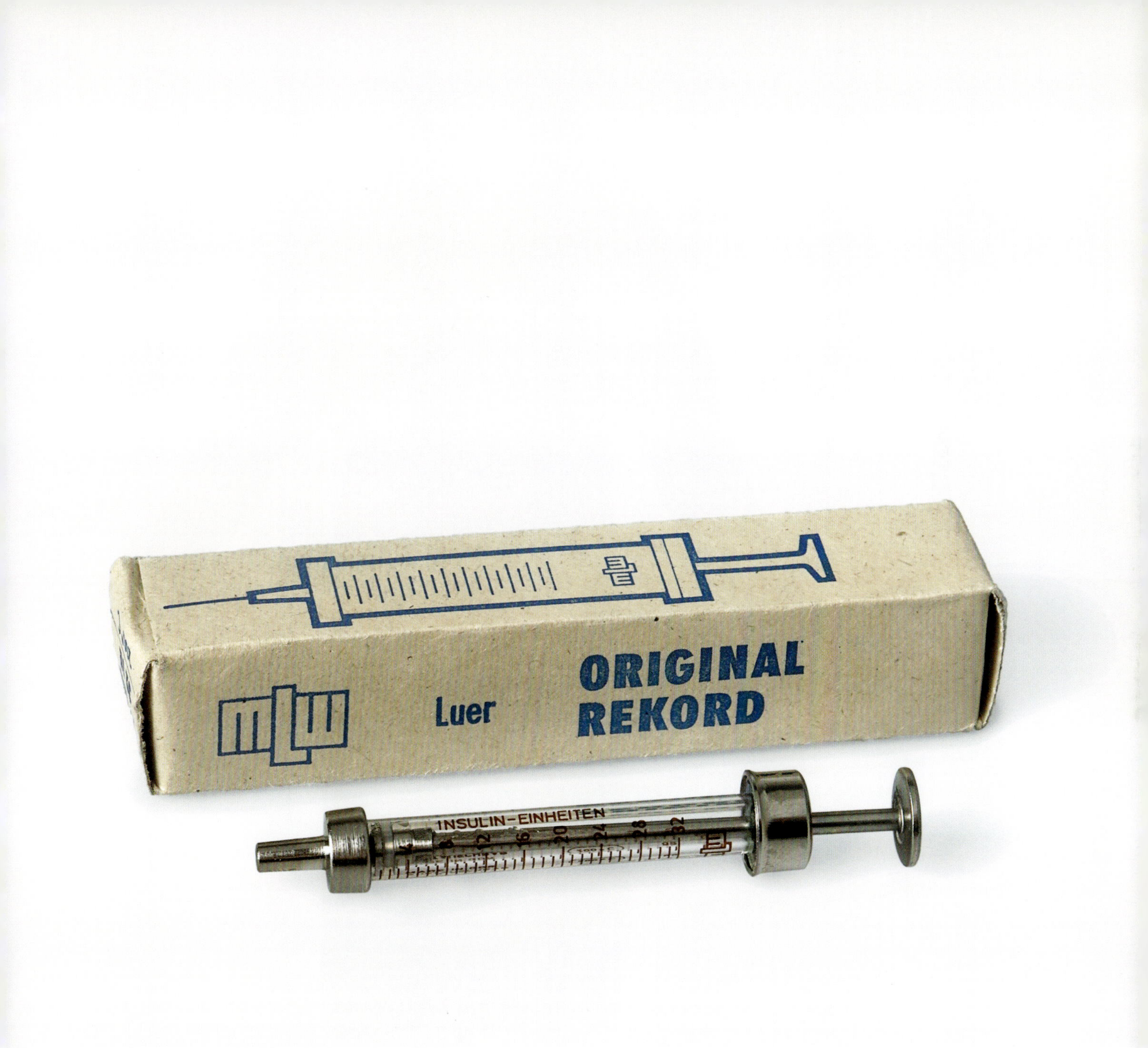

Insulinspritze, nach 1970, Berliner Medizinhistorisches Museum der Charité

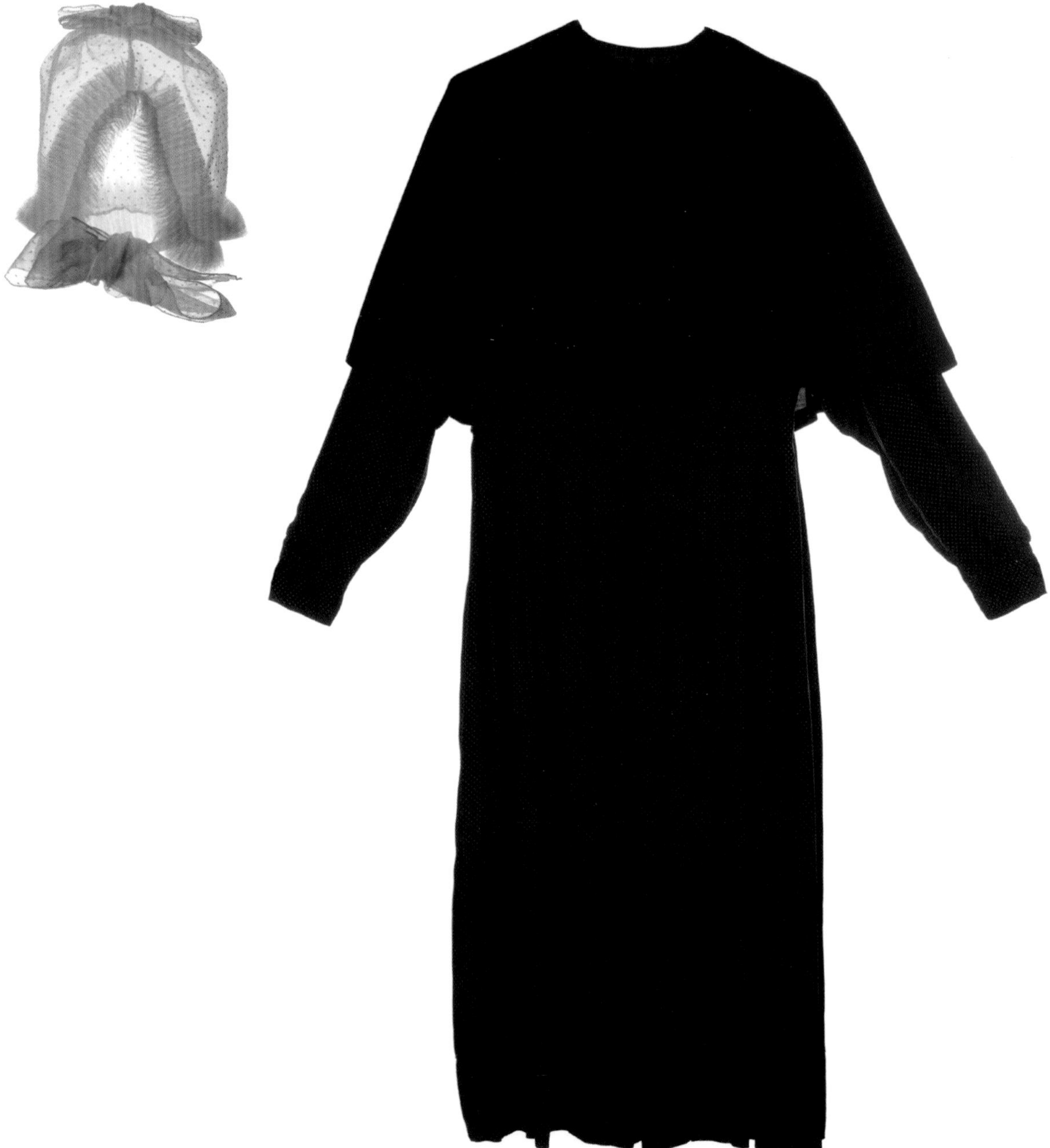

Kaiserswerther Diakonissentracht, 19. Jh., (Replik, 20. Jh.), Fliedner-Kulturstiftung, Kaiserswerth

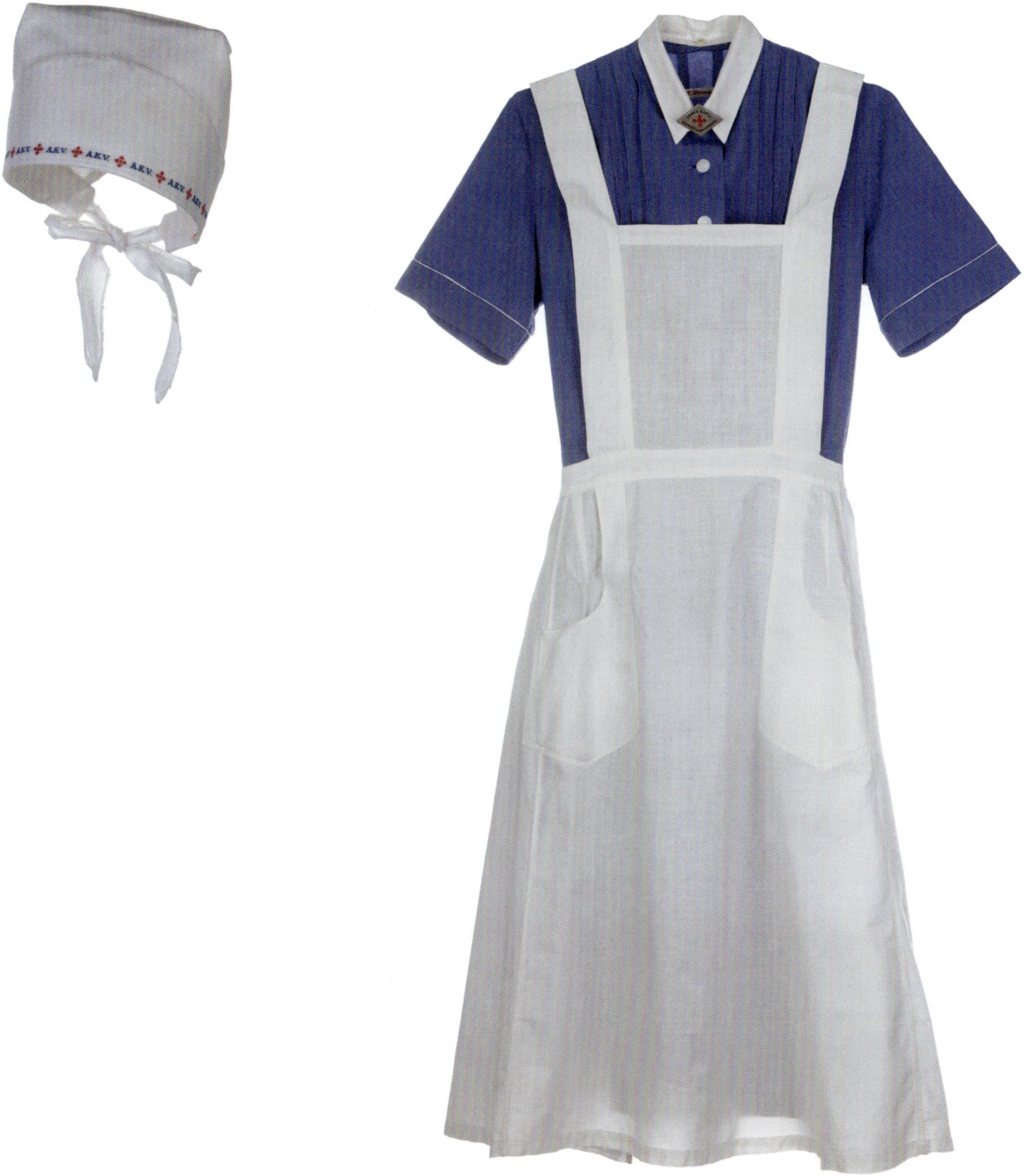

Alltagstracht des Agnes-Karll-Verbands, um 1950, Deutscher Berufsverband für Pflegeberufe (DBfK)

Alltag der Pflege

Isabel Atzl und Jörg Weidert

Fotografien von Thomas Bruns

Mobilität

Viele Patienten, die im stationären Bereich aufgenommen oder im häuslichen Bereich pflegerisch versorgt werden, sind in ihrer Bewegungsfähigkeit eingeschränkt. Sie brauchen Anleitung und Unterstützung in ihren Bewegungsabläufen. Die Wiederherstellung der Mobilität trägt wesentlich zur Erhaltung ihrer Selbständigkeit bei. Diese bildet das oberste Ziel der Krankenpflege. Heutige Pflegekonzepte heben vor allem auf die Förderung der Ressourcen der Kranken ab. In enger Zusammenarbeit mit anderen medizinischen Berufsgruppen geht es aber auch darum, bei vollständig immobilen Patienten die Beweglichkeit der Gelenke zu erhalten und Problemen wie Versteifungen (Kontrakturen), der Entwicklung von Druckgeschwüren (Dekubiti) oder der Ausbildung einer Thrombose durch fachgerechte Mobilisationen oder spezielle Lagerungen vorzubeugen.

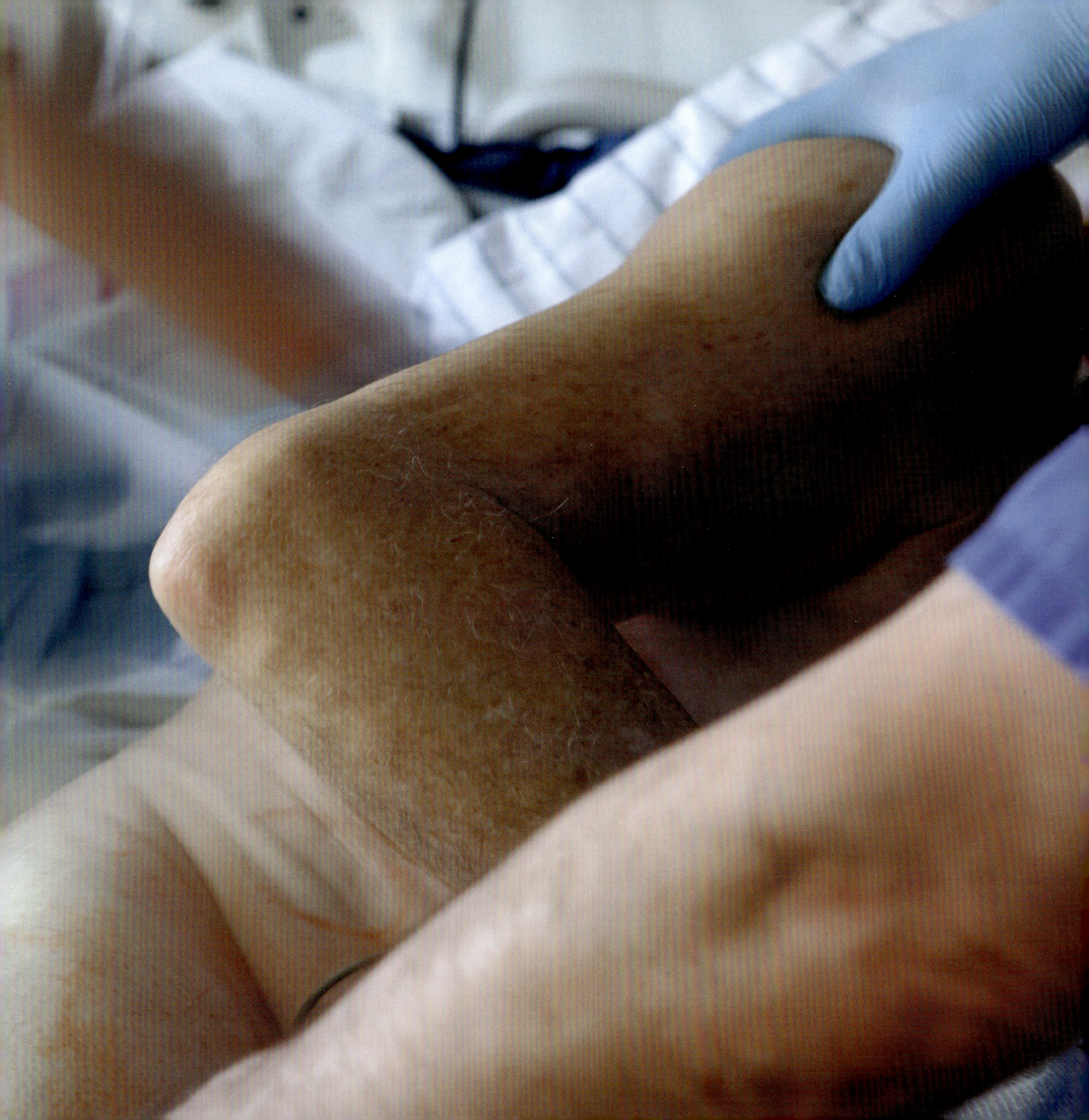

Körperpflege

Regelmäßige Körperpflege dient nicht nur der Sauberkeit, sondern fördert auch die Körperwahrnehmung und unterstützt das allgemeine Wohlbefinden. Die Übernahme oder die Hilfestellung bei dieser Tätigkeit gehört zu den Kernaufgaben der Pflegenden. Während des Waschens, Rasierens oder Kämmens ist es möglich, eine eingehende Krankenbeobachtung vorzunehmen, beispielsweise zur Kontrolle der Haut. Körperpflege ist zugleich eine Tätigkeit, die stark in die Intimsphäre eingreift. Die Sensibilität bei der Überschreitung der Schamgrenzen ist oberstes Gebot. Vor allem im stationären Bereich, der kaum eine Privatsphäre zulässt, stellt dies eine große Herausforderung dar. Gleichzeitig kann aber gerade bei der Körperpflege, die einen großen Teil der Pflegezeit einnimmt, das Vertrauen zwischen Patienten und Pflegenden wachsen.

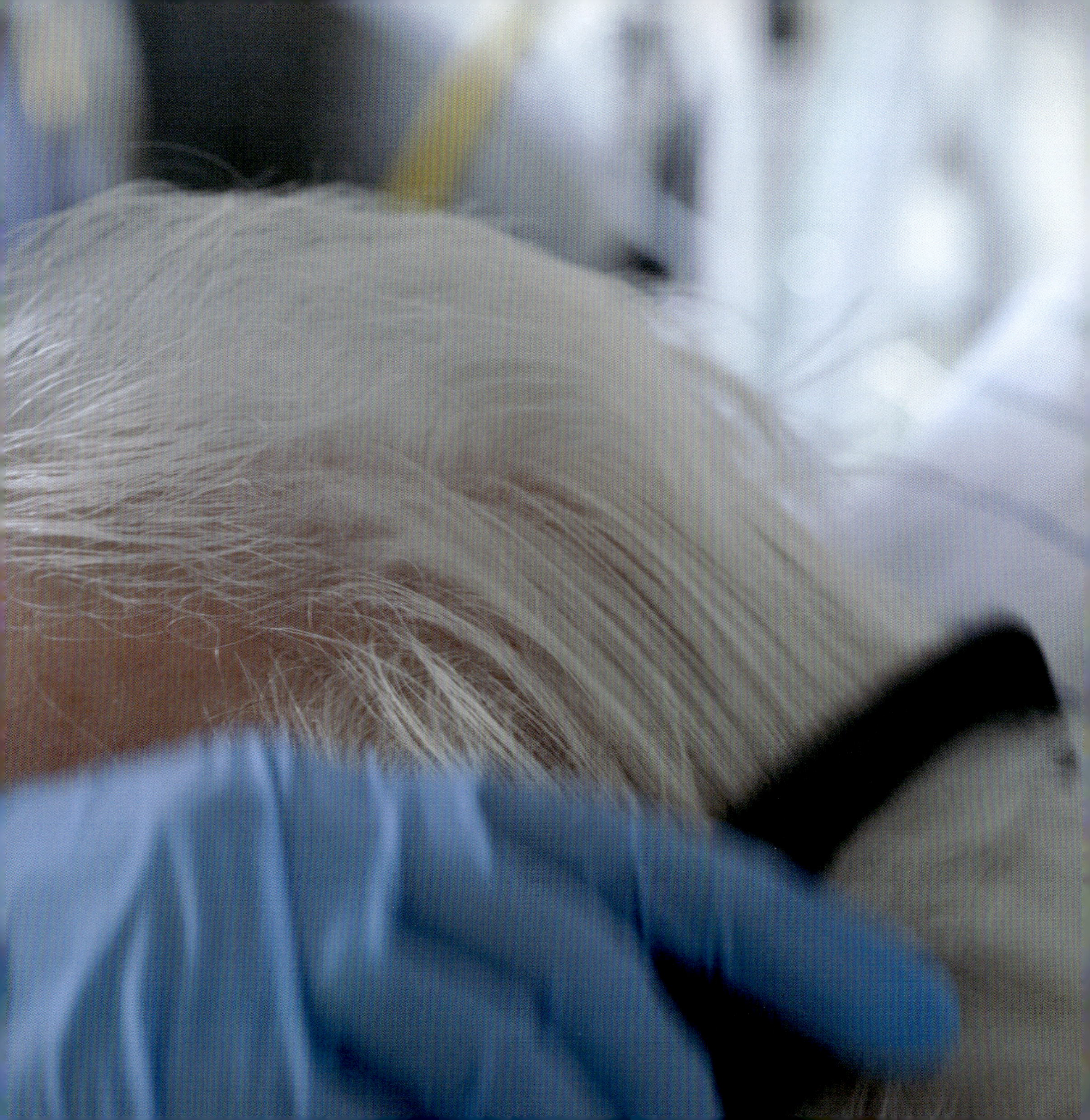

Sicherheit

Sicherheit ist im Zusammenhang mit der Krankenpflege ein vielschichtiges Thema. Neben der eigenen Sicherheit, wie dem Schutz vor Ansteckungen und Verletzungen oder der Vermeidung von Unfällen, gilt es für die Pflegenden auch, die Sicherheit der Patienten zu gewährleisten. Dazu gehören hygienische Maßnahmen zur Vermeidung der Krankheitsübertragung von einem Patienten auf den anderen, aber auch die korrekte Unterstützung bei eingeschränkter Mobilität oder die Betreuung bei Orientierungslosigkeit. Personal- und Zeitmangel sowie fehlende Strukturen zur fachgerechten Versorgung, beispielsweise dementer Patienten, können zu zahlreichen Problemen zwischen Patienten, Pflegenden und Angehörigen führen.

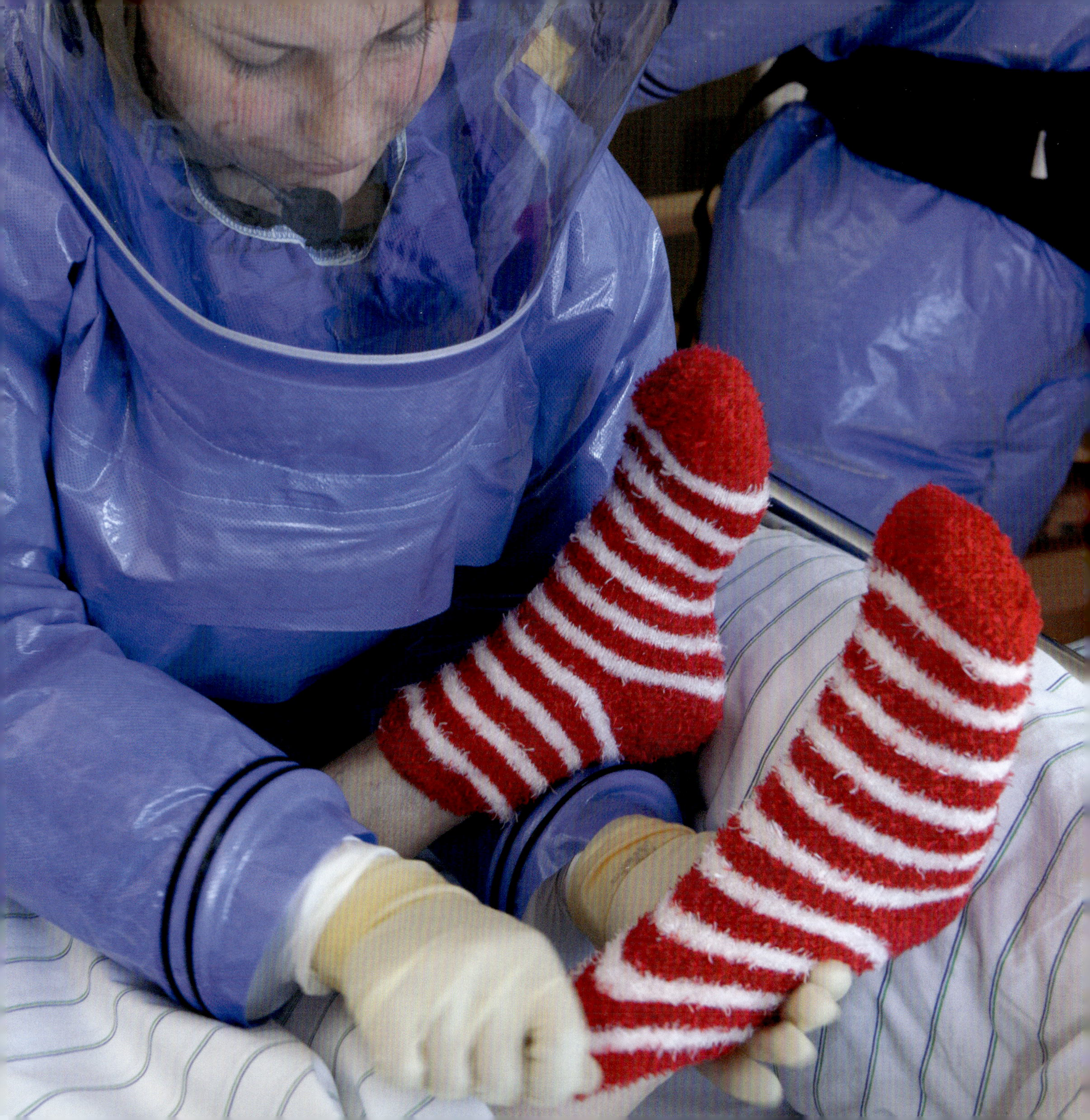

Medizinisch-pflegerische Tätigkeiten

Neben den eigenständigen Aufgabenbereichen der Pflegenden (Grundpflege) ist je nach Einsatzbereich ein Großteil der Arbeitszeit durch Tätigkeiten ausgefüllt, die ausdrücklich die medizinische Versorgung unterstützen und auf ärztliche Anordnung durchgeführt werden (Behandlungspflege). Das Spektrum ist groß. Es beinhaltet so unterschiedliche Aufgaben wie das Bereitstellen und Verabreichen von Medikamenten, die Überwachung von Infusionen, Drainagen oder Kathetern, Verbandwechsel oder die Vor- und Nachbereitung ärztlicher Maßnahmen. Die einzelnen Fachbereiche beanspruchen die Behandlungspflege in verschiedenem Ausmaß, es existieren auch Überschneidungen von pflegerischer und medizinischer Notwendigkeit und Tätigkeit. Immer wieder wird die Übernahme spezieller Aufgaben diskutiert, ein beliebter Streitpunkt ist zum Beispiel die Blutentnahme, deren Durchführung in einzelnen Institutionen und Fachbereichen aus dem ärztlichen Bereich an Pflegende delegiert wird.

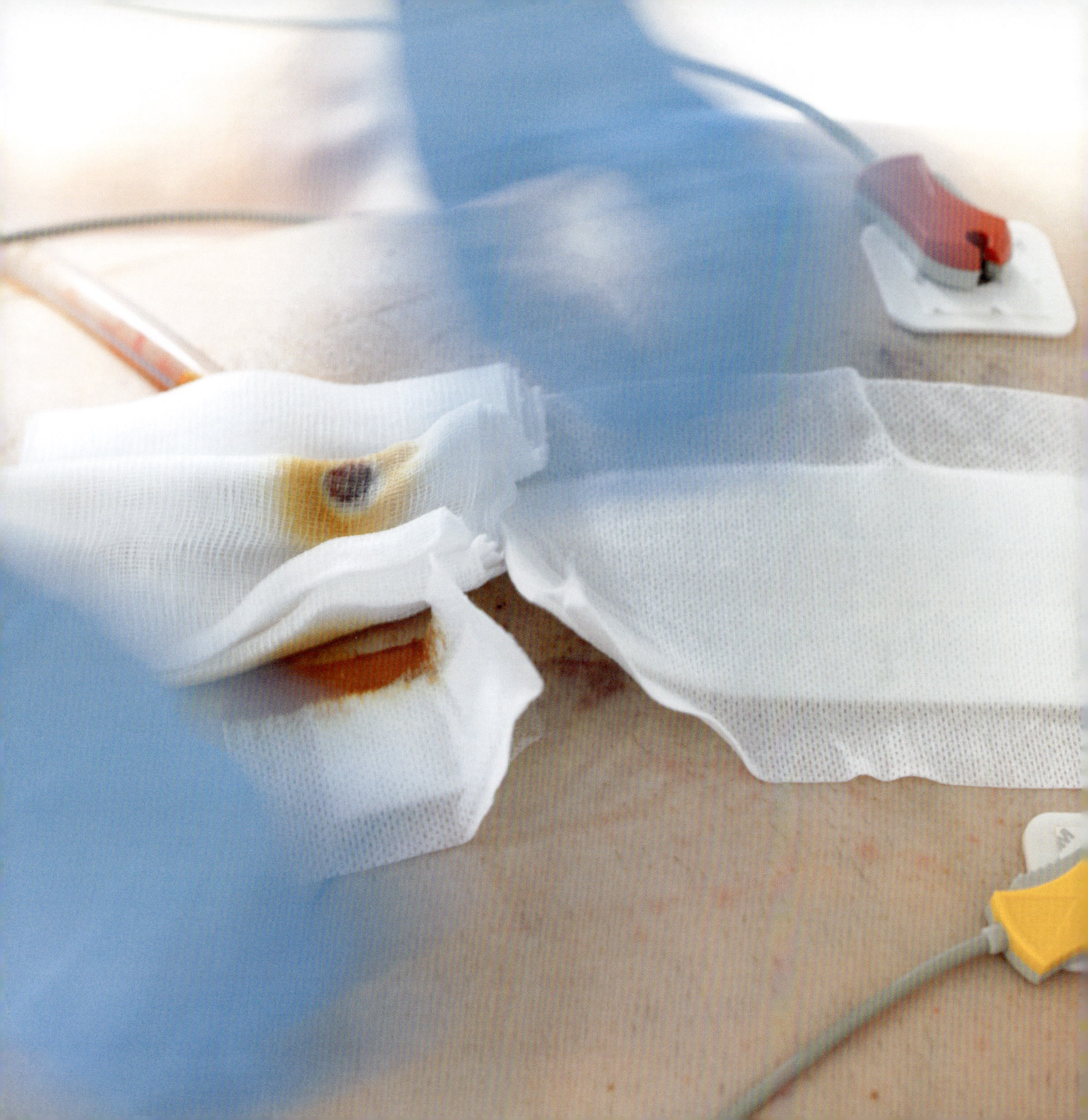

Ernährung und Ausscheidung

Die Bereiche Ernährung und Ausscheidung zählen ab einer bestimmten Pflegebedürftigkeit zu den zentralen Aufgaben in der Patientenversorgung. Die Unterstützung zur Nahrungsaufnahme umfasst das bedarfsorientierte Bereitstellen und die Anreichung der Speisen. Die unterschiedliche Ausprägung krankheitsbedingter Schluckstörungen stellt eine hohe fachliche Anforderung an die Pflegenden. Ein Delegieren an Hilfskräfte, wie es derzeit diskutiert wird, erscheint in Anbetracht dessen fragwürdig. Neben der Körperpflege ist die Ausscheidung der am stärksten mit Scham besetzte Bereich. Die meisten Patienten empfinden den Unterstützungsbedarf beim Stuhlgang als Gradmesser ihrer Unselbstständigkeit. Die Hilfestellung orientiert sich am Schweregrad der Erkrankung, auch hier ist die Bandbreite groß: Die Versorgung von Kathetersystemen gehört ebenso zu den Aufgaben der Pflegenden wie das Wechseln von Inkontinenz-Schutzhosen, das Anreichen der Bettpfanne bei bettlägerigen Patienten oder die Hilfe beim Toilettengang.

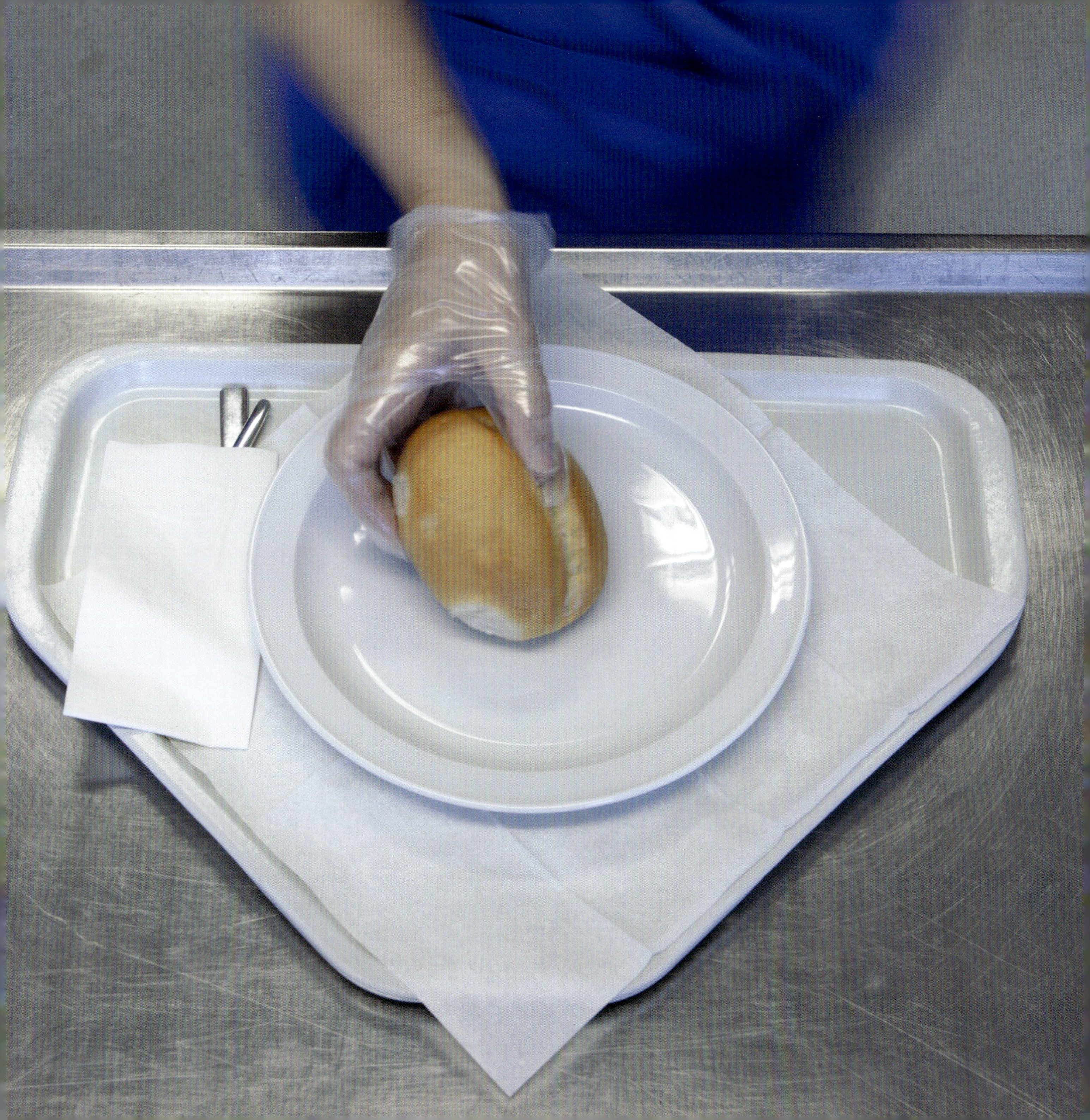

Zeit

Der Mangel an Zeit in der Zuwendung zum einzelnen Patienten ist für viele Pflegekräfte ein hoher Belastungsfaktor. Mit ihrem Anspruch einer professionellen Krankenpflege geraten sie häufig in ein Spannungsfeld zwischen steigenden Patientenzahlen – bei jeweils sinkender Verweildauer –, Pflegepersonalabbau und ausgedehnter Dokumentationspflicht. Da Kranke zudem rund um die Uhr versorgt werden müssen, entstehen durch Schicht-, Nacht-, Wochenend- und Feiertagsarbeit weitere Belastungen. Wenn die Zeit selbst für pflegerische Kernaufgaben knapp wird, kann auch die Förderung des Patienten zur Wiedererlangung seiner Selbständigkeit nur mehr begrenzt geleistet werden. Eine zeitintensive Aktivierung bezüglich Mobilität, Körperpflege oder Nahrungsausnahme wird dann gegenüber der vollständigen und schnelleren Übernahme der Tätigkeiten durch die Pflegekraft zurückgestellt.

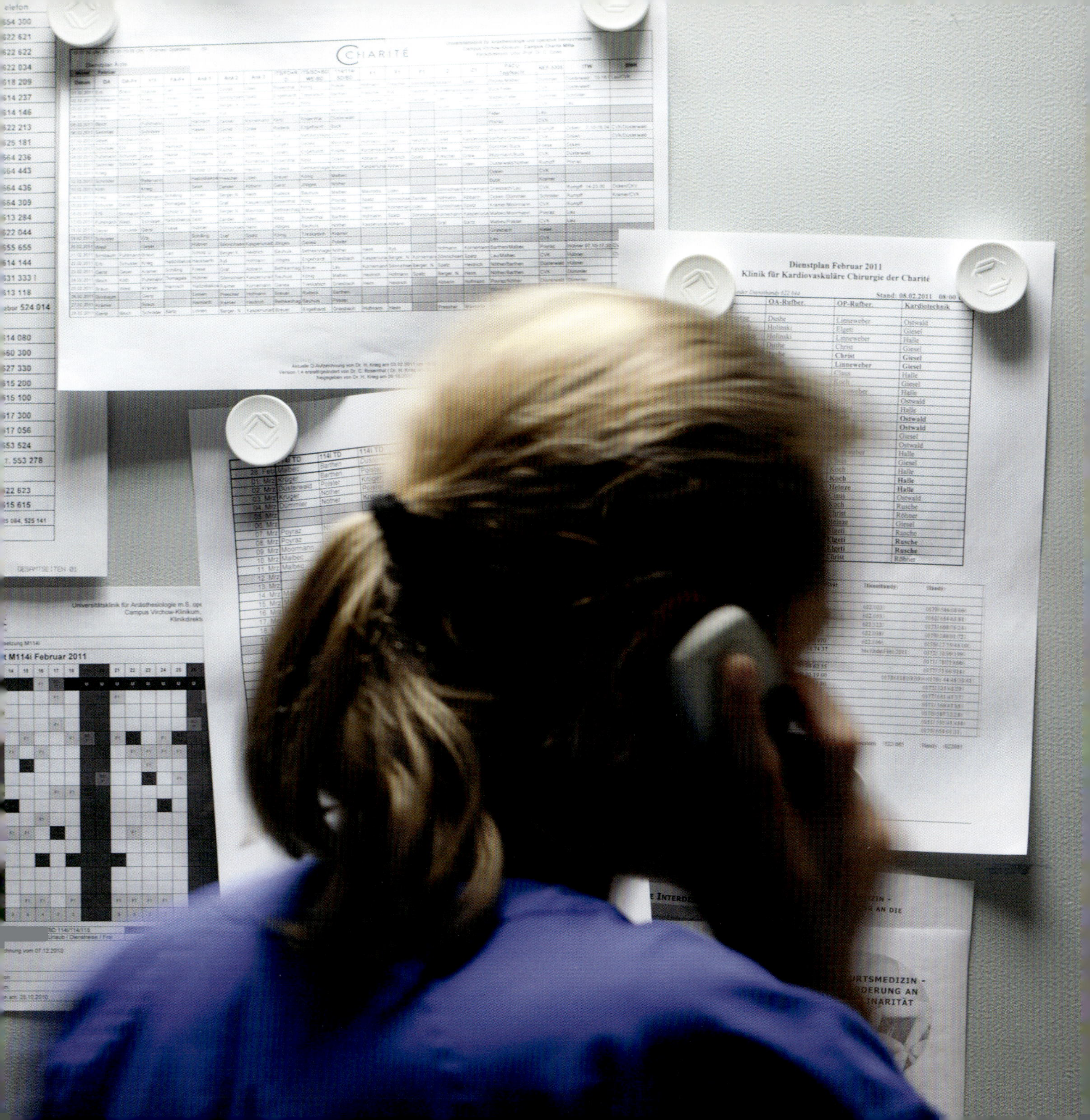
CHARITÉ
Dienstplan Februar 2011
Klinik für Kardiovaskuläre Chirurgie der Charité
OA-Rufber.
OP-Rufber.
Kardiotechnik
M114i Februar 2011

Aus-, Fort- und Weiterbildung

Mit dem Krankenpflegegesetz von 2003 werden erstmals Kernkompetenzen des Pflegeberufs festgelegt, die einen eigenständigen Aufgabenbereich definieren. Der Aspekt der Gesundheitsförderung als berufliche Aufgabe ist hervorgehoben. Das schlägt sich auch in der neuen Berufsbezeichnung nieder. Nach der Ausbildung in der „Gesundheits- und Krankenpflege“ bieten sich Möglichkeiten der Spezialisierung durch Fort- und Weiterbildung oder Studium. Aktuell wird eine neue Pflegeausbildung angeregt, in der zunächst grundlegende pflegerische Kompetenzen zur Versorgung von Menschen aller Altersgruppen und in allen pflegerischen Arbeitsbereichen vermittelt werden sollen. Erst dann findet eine Ausdifferenzierung statt, die heute noch mit den getrennten Alten-, Kranken- und Kinderkrankenpflegeausbildungen abgedeckt wird.

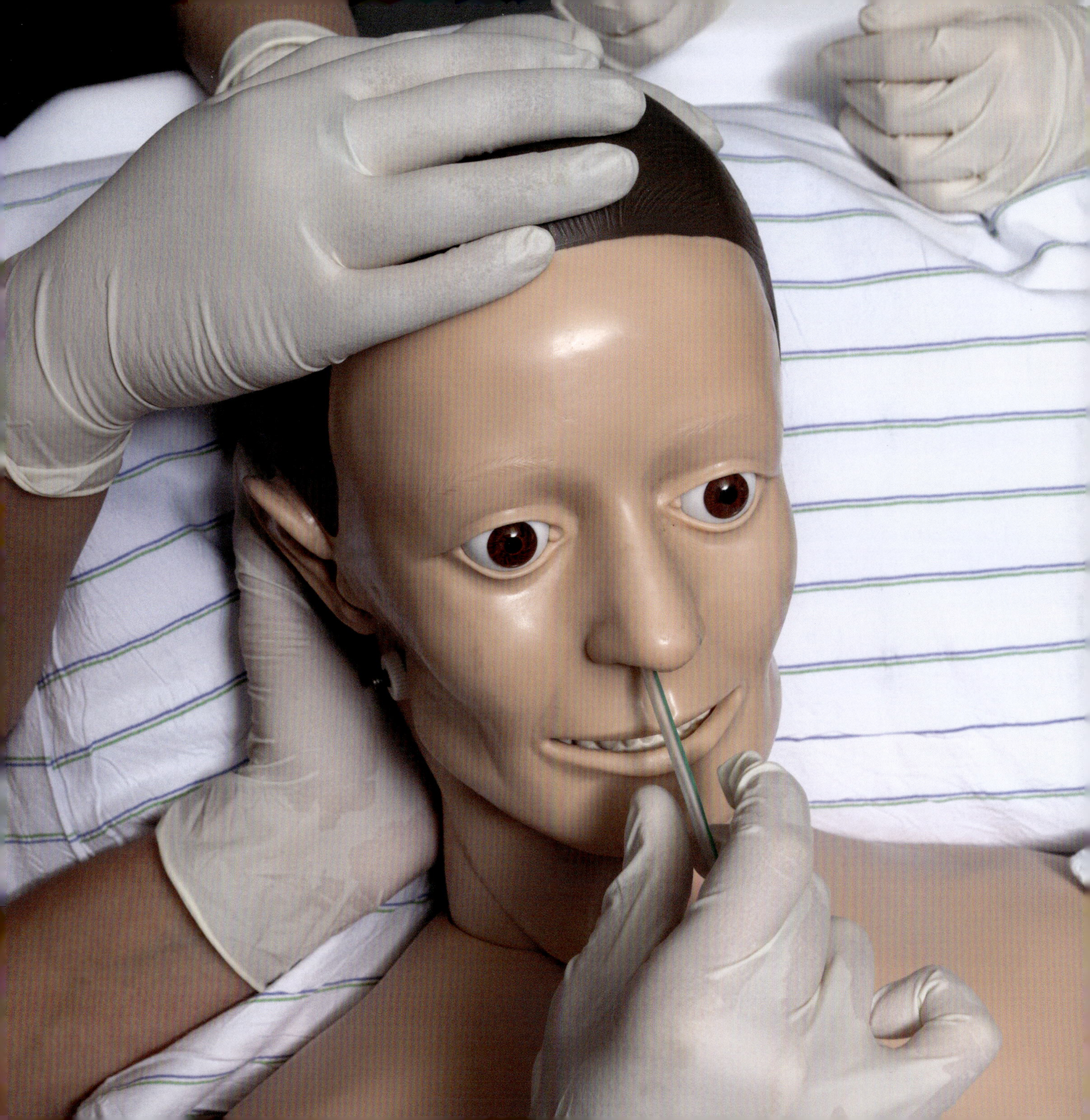

Wer pflegt heute? Wer wird uns morgen pflegen?

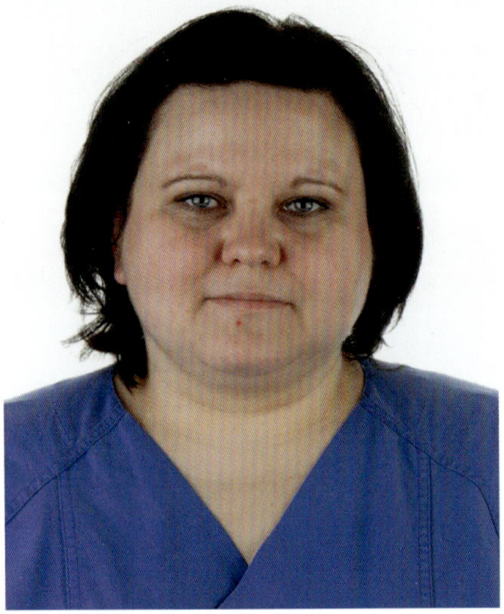

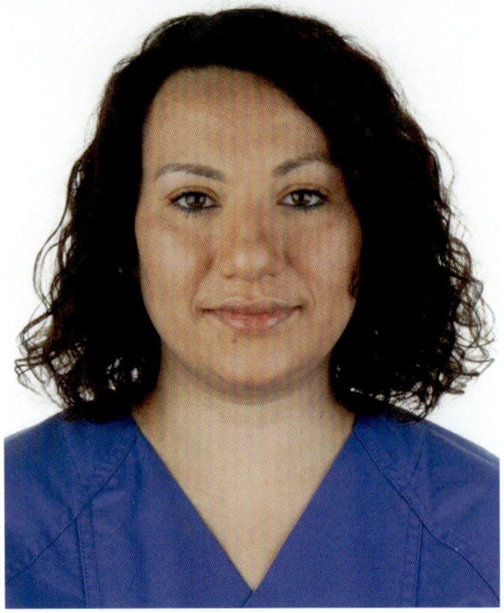

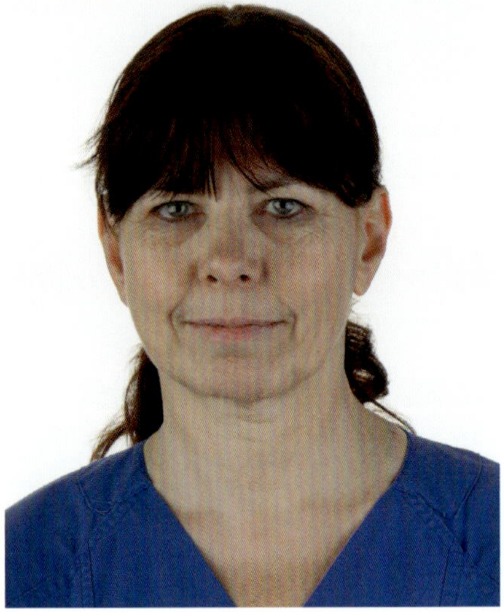

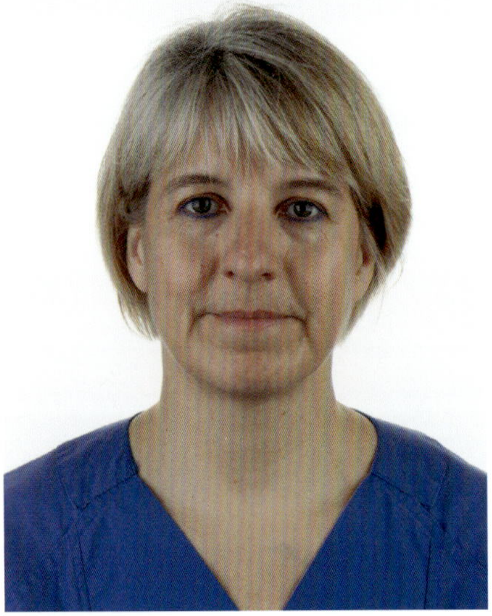

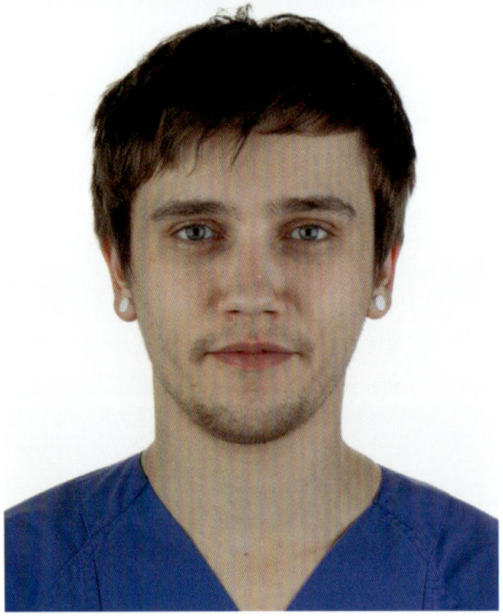

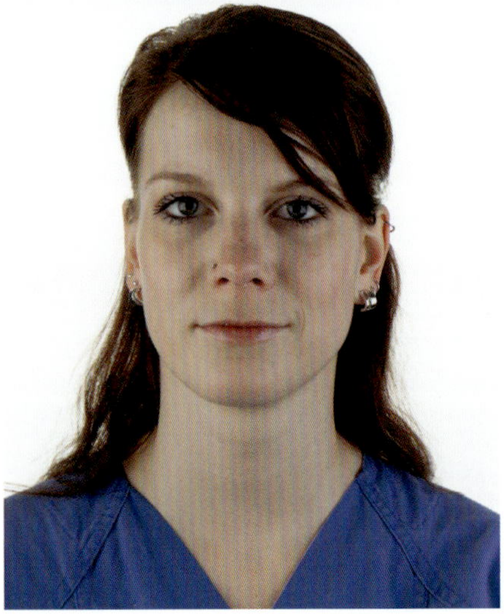

Katja D., 35
Krankenschwester Beatmungstherapie

Christina W., 46
Kinderkrankenschwester

Hediye Y., 39
Gesundheits- und Krankenpflegerin

Robert T., 24
Gesundheits- und Krankenpfleger

Bettina B., 54
Fachkrankenschwester für Onkologie

Mareen B., 24
Gesundheits- und Krankenpflegerin Beatmungstherapie

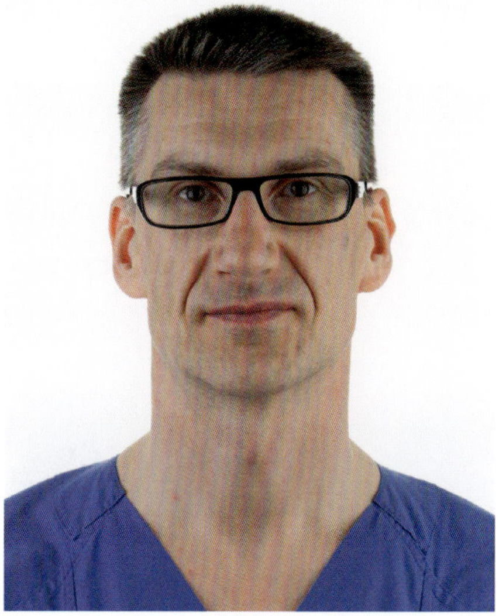

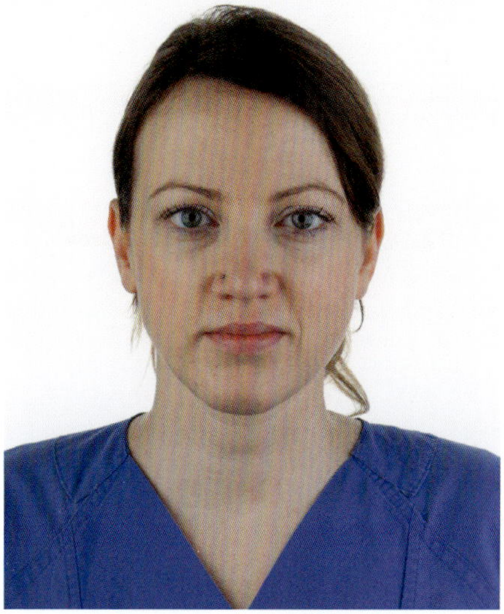

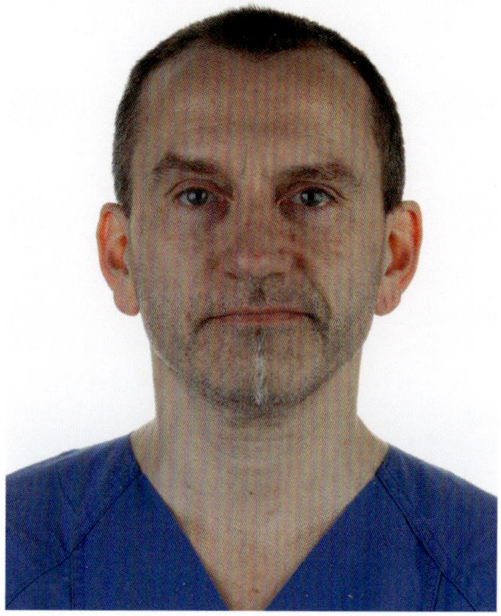

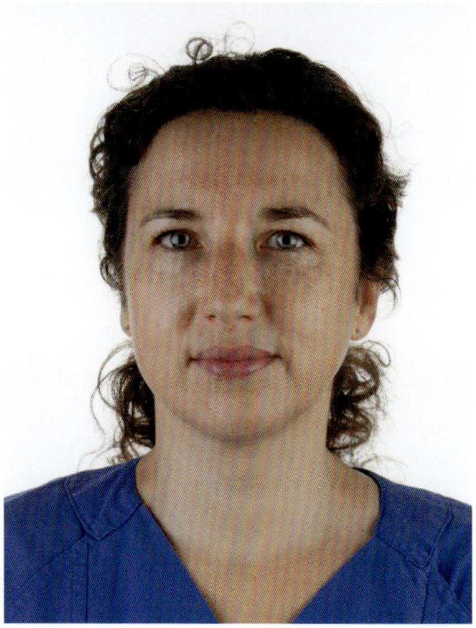

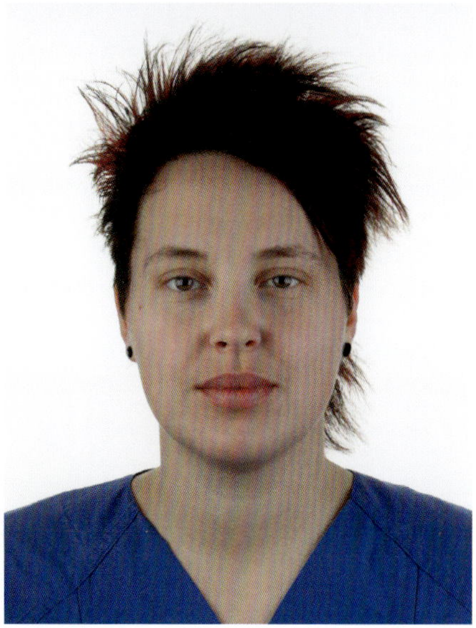

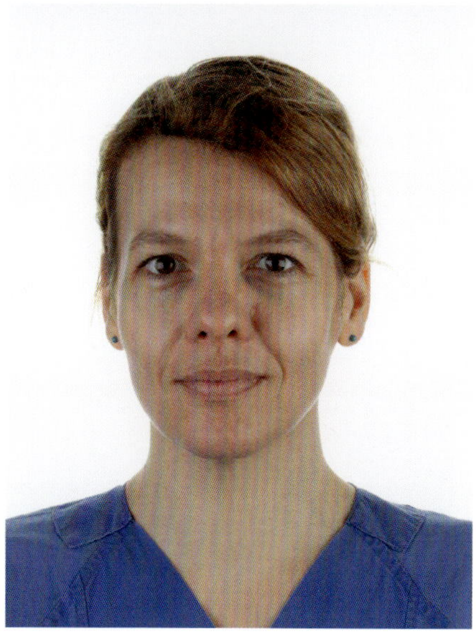

Oliver D., 44
Pflegeexperte für Herzinsuffizienz

Claudia H., 39
Krankenschwester im OP

Dana L., 34
Examinierte Krankenschwester Intensiv

Maria H., 24
Gesundheits- und Krankenpflegerin

Reinhard G., 51
Operationspfleger

Marita P., 39
Pflegeberaterin; Kinästhetiklehrerin

Wer pflegt heute?
Wer wird uns morgen pflegen?

Bis heute kämpft die Krankenpflege um ein höheres Ansehen und bessere Arbeitsbedingungen. Der Bedarf an Pflegekräften wird in den kommenden Jahren aufgrund der demografischen Entwicklung und einem höheren medizinischen Versorgungsaufwand erheblich steigen. Wer pflegt die Kranken heute und wird auch in Zukunft bereit sein, diesen Beruf auszuüben?

Abbildungsverzeichnis

Literaturverzeichnis

Arets, Jos u.a.: Professionelle Pflege. Theoretische und praktische Grundlagen. Bocholt 1996

Benner, Patricia: Stufen zur Pflegekompetenz. Bern 1994

Benner, Patricia; Wrubel, Judith: The Primacy of Caring. Menlo Park, CA 1989

Bernhard, Patrick: „Zivis" in der Pflege. Zur Geschichte einer besonderen Mitarbeitergruppe im bundesdeutschen Sozialsystem. In: Braunschweig, Sabine: Pflege – Räume, Macht und Alltag. Beiträge zur Geschichte der Pflege. Zürich 2006, S. 141-154

Billroth, Theodor: Die Krankenpflege im Hause und im Hospitale. Ein Handbuch für Familien und Krankenpflegerinnen. Wien 1881

Bischoff, Claudia: Frauen in der Krankenpflege. Zur Entwicklung von Frauenrolle und Frauenberufstätigkeit im 19. und 20. Jahrhundert. Frankfurt/Main, New York 1994

Borrmann, August: Die Diakonissen des Kaiserswerther Verbandes im Weltkriege. Gütersloh 1936

Caemmerer, Charlotte von: Berufskampf der Krankenpflegerin in Krieg und Frieden. München, Leipzig 1915

Choy, Catherine Ceniza: Empire of Care. Nursing and Migration in Filipino American History. Durham, London 2003

Dieffenbach, Johann Friedrich: Anleitung zur Krankenwartung. Berlin 1832

Eckart, Wolfgang Uwe und Jütte, Robert: Medizingeschichte. Eine Einführung. Wien 2007

Forum Pflegewissenschaft (Hrsg.): Memorandum: Für eine Verankerung der Pflegewissenschaft und Pflegeforschung an Medizinischen Fakultäten und Universitätskliniken in Deutschland. Bremen 2009

Friedrich-Schulz, Marie: Werden und Wirken der Reichssektion Gesundheitswesen im Verband der Gemeinde- und Staatsarbeiter. Berlin 1928

Fuchs, Thomas: Leib, Raum, Person. Entwurf einer phänomenologischen Anthropologie. Stuttgart 2000

Fuchs, Thomas: Das Gehirn – ein Beziehungsorgan. Eine phänomenologisch-ökologische Konzeption. Stuttgart 2010

Fürstler, Gerhard und Malina, Peter: „Ich tat nur meinen Dienst". Zur Geschichte der Krankenpflege in Österreich in der NS-Zeit. Wien 2004

Gaida, Ulrike: Bildungskonzepte der Krankenpflege in der Weimarer Republik. Die Schwesternschaft des Evangelischen Diakonievereins e.V., Berlin Zehlendorf (=Medizin, Gesellschaft und Geschichte, Beiheft 38). Stuttgart 2011

Gause, Ute und Lissner, Cordula (Hrsg.): Kosmos Diakonissenmutterhaus. Geschichte und Gedächtnis einer protestantischen Frauengemeinschaft (=Historisch-theologische Genderforschung 1). Leipzig 2005

Gedike, Carl Emil: Handbuch der Krankenwartung. Zum Gebrauch für die Krankenwart-Schule der

K. Berliner Charité-Heilanstalt sowie zum Selbstunterricht. Fünfte vermehrte Auflage. Berlin 1854

Greschat, Martin: Die Vorgeschichte der Inneren Mission. In: Röper, Ursula und Jüllig, Carola (Hrsg.): Die Macht der Nächstenliebe. Einhundertfünfzig Jahre Innere Mission und Diakonie 1848-1998. Berlin 1998, S. 46-57

Görres, Stefan u.a.: Transfer Netzwerk Innovative Pflegeausbildung – Synopse der Modellprojekte in Deutschland. Bremen 2005

Hackmann, Mathilde: „Also früher war man als Schwester selbständig ...“. Veränderungen in der Westdeutschen Gemeindekrankenpflege von 1950 bis in die 1980er Jahre. In: Thiekötter, Andrea u.a. (Hrsg.): Alltag in der Pflege. Wie machten sich Pflegende bemerkbar? Frankfurt/Main 2009, S. 191-207

Hähner-Rombach, Sylvelyn: Festsetzungen und Überschreitungen: Ein Blick auf Grenzen in der Geschichte der Pflege. In: Kozon, Vlastimil; Seidl, Elisabeth; Walter, Ilsemarie (Hrsg.): Geschichte der Pflege – Der Blick über Grenzen. Wien 2011, S. 13-33

Hähner-Rombach, Sylvelyn: Geschlechterverhältnisse in der Krankenpflege. In: Dies. (Hrsg.): Quellen zur Geschichte der Krankenpflege. Mit Einführungen und Kommentaren. Frankfurt/Main 2008, S. 479-499

Hähner-Rombach, Sylvelyn (Hrsg.): Quellen zur Geschichte der Krankenpflege. Mit Einführungen und Kommentaren. Frankfurt/Main 2008

Hähner-Rombach, Sylvelyn (Hrsg.): Alltag in der Krankenpflege. Geschichte und Gegenwart. Stuttgart 2009

Hausen, Karin: Die Polarisierung der „Geschlechtscharaktere“ – Eine Spiegelung der Dissoziation von Erwerbs- und Familienleben. In: Conze, Werner (Hrsg.): Sozialgeschichte der Familie in der Neuzeit Europas. Stuttgart 1976, S. 363-393

Helmerichs, Jutta: Krankenpflege im Wandel (1890-1933). Sozialwissenschaftliche Untersuchung zur Umgestaltung der Krankenpflege von einer christlichen Liebestätigkeit zum Beruf. Diss. Göttingen 1992

Hofmann, Roland: Verbale und nonverbale Kommunikation bei Sterbenden. In: Burgheim, Werner (Hrsg.): Qualifizierte Begleitung von Sterbenden und Trauernden. Medizinische, rechtliche, psycho-soziale und spirituelle Hilfestellungen. Merching 2004

Hong, Young-Sun: Germany's Forgotten Guestworkers: Korean Nurses and the Transnational (Re)production of the German Nursing Force. In: Hähner-Rombach, Sylvelyn (Hrsg.): Alltag in der Krankenpflege. Geschichte und Gegenwart. Stuttgart 2009, S. 183-200

Hummel, Eva-Cornelia: Krankenpflege im Umbruch (1876-1914). Ein Beitrag zum Problem der Berufsfindung„Krankenpflege“. Freiburg/Br. 1986

Kayser, Hubertus; Kieseritzky, Karin; Sittig, Hans-Bernd: Kursbuch Palliative Care. Angewandte Palliativmedizin und -pflege. Bremen 2009

Kirchgessner, John C.: „Krankenpflege überschreitet Budget ...“ Eine Neubewertung der Pflegekosten an der Universität von Virginia, 1945-1965. In: Hähner-Rombach, Sylvelyn (Hrsg.): Alltag in der Krankenpflege: Geschichte und Gegenwart. Stuttgart 2009, S. 281-307

Klein, Walter: „Sie sehen mir alle mit freundlichen Gesichtern entgegen." Die Beziehung zwischen Patienten und Krankenschwestern im Saarbrücker Bürgerhospital in der Mitte des 19. Jahrhunderts. In: Medizin, Gesellschaft und Geschichte 21 (2002), S. 63-90

Knipping, Cornelia (Hrsg.): Lehrbuch Palliative Care. Bern 2007

Köser, Silke Christiane: „Denn eine Diakonisse darf = kann kein Alltagsmensch sein." Kollektive Identitäten Kaiserswerther Diakonissen 1836-1914. Leipzig 2006

Kränzle, Susanne: Kommentar. In: Praxis Palliative Care 9 (2010), S. 48

Krampe, Eva-Maria: Emanzipation durch Professionalisierung. Akademisierung des Frauenberufs Pflege in den 1990er Jahren. Frankfurt/Main 2009

Kreutzer, Susanne: Freude und Last zugleich. Zur Arbeits- und Lebenswelt evangelischer Gemeindeschwestern in Westdeutschland. In: Hähner-Rombach, Sylvelyn (Hrsg.): Alltag in der Krankenpflege. Geschichte und Gegenwart. Stuttgart 2009, S. 81-99

Kreutzer, Susanne: Fürsorglich-Sein. Zur Praxis evangelischer Gemeindepflege nach 1945. L'Homme. Europäische Zeitschrift für Feministische Geschichtswissenschaft 19 (2008), S. 61-80

Kreutzer, Susanne: Gemeindepflege in Westdeutschland. Alltag und soziale Praxis am Beispiel des Diakonissenmutterhauses der Henriettenstiftung. In: Thiekötter, Andrea u.a. (Hrsg.): Alltag in der Pflege. Wie machten sich Pflegende bemerkbar? Frankfurt / Main 2009, S. 161–176

Kreutzer, Susanne: Vom Liebesdienst zum modernen Frauenberuf. Die Reform der Krankenpflege nach 1945. Frankfurt/Main 2005

Kreutzer, Susanne und Nolte, Karen: Seelsorgerin „im Kleinen" – Krankenseelsorge durch Diakonissen im 19. und 20. Jahrhundert. In: Zeitschrift für medizinische Ethik 56 (2010), S. 45-56

Lewenson, Sandra B. und Herrmann, Eleanor Krohn: Why do Historical Research? In: Lewenson, Sandra B.; Herrmann, Eleanor Krohn (Hrsg.): Capturing Nursing History. A Guide to Historical Methods in Research. New York 2008, S. 1-10

Lindauer, Jeanne: Die Frau in der schweizerischen Gesundheits- und Krankenpflege. Zürich 1928

Lynaugh, Joan E.: Editorial. In: Nursing History Review 4 (1996) Philadelphia

McFarland-Icke und Bronwyn Rebekah: Nurses in Nazi Germany. Moral Choice in History. Princeton/ NJ 1999

Medizinalabteilung des Königlich Preußischen Ministeriums für geistliche, Unterrichts- und Medizinal-Angelegenheiten (Hrsg.): Krankenpflegelehrbuch. Berlin 1909

Meiwes, Relinde: Arbeiterinnen des Herrn. Katholische Frauenkongregationen im 19. Jahrhundert. Frankfurt/Main 2000

Mortimer, Barbara: Introduction. The History of Nursing: Yesterday, Today and Tomorrow. In: Dies.; McGann, Susann (ed.): New Directions in the History of Nursing. International Perspectives. London, New York 2005, S. 1-21

Nolte, Karen: Eine „heilige Schar einheimischer Missionarinnen“ – Diakonissen in der Gemeindepflege im 19. Jahrhundert. In: Thiekötter, Andrea u.a. (Hrsg.): Alltag in der Pflege – Wie machten sich Pflegende bemerkbar? Frankfurt/Main 2009, S. 139-160

Nolte, Karen: Pflege von Leib und Seele – Krankenpflege in den Armutsvierteln des 19. Jahrhunderts. In: Hähner-Rombach, Sylvelyn (Hrsg.): Alltag in der Krankenpflege. Geschichte und Gegenwart. Stuttgart 2009, S. 23-46

Nolte, Karen: Pflege von Sterbenden im 19. Jahrhundert. Eine ethikgeschichtliche Annäherung. In: Kreutzer, Susanne (Hrsg.): Transformationen pflegerischen Handelns. Institutionelle Kontexte und soziale Praxis vom 19. bis zum 21. Jahrhundert. Göttingen 2010, S. 87-108

Nolte, Karen: Telling the painful truth – nurses and physicians in the nineteenth century. In: Nursing History Review 16 (2008), S. 115-134

Nolte, Karen: The Relationship between Doctors and Nurses in Agnes Karll's Letters around 1900. In: Women's History Magazine (2011), S. 9-17

Oelke, Uta (Hrsg.): In guten Händen – Pflegebasiswissen. Berlin 2008

Orem, Dorothea: Nursing. Concepts of Practice. St. Louis 1991

Panke-Kochinke, Birgit; Schaidhammer-Placke, Monika: Frontschwestern und Friedensengel. Kriegskrankenschwestern im Ersten und Zweiten Weltkrieg. Ein Quellen- und Fotoband. Frankfurt/Main 2002

Panke-Kochinke, Birgit: Unterwegs und doch daheim. (Über-)Lebensstrategien von Kriegskrankenschwestern im Ersten Weltkrieg in der Etappe. Ein Quellen- und Fotoband. Frankfurft/Main 2004

Penkert, Brigitte: Briefe einer Rotkreuzschwester von der Ostfront. Herausgegeben von Jens Ebert und Sibylle Penkert. Göttingen 2006

Riesenberger, Dieter: Das Rote Kreuz. Eine Geschichte 1864-1990. Paderborn 2002

Robert Bosch Stiftung (Hrsg.): Pflege braucht Eliten. Denkschrift zur Hochschulausbildung für Lehr- und Leitungskräfte in der Pflege. Gerlingen 1992

Robert Bosch Stiftung (Hrsg.): Memorandum: Füreine Verankerung der Pflegewissenschaft und Pflegeforschung an Medizinischen Fakultäten und Universitätskliniken in Deutschland, Bremen 2009

Salzwedel, Julius Wilhelm Rudolf: Handbuch der Krankenpflege. Zum Gebrauch für die Krankenwartschule des Kgl. Charité-Krankenhauses sowie zum Selbstunterricht, Berlin 1909

Schaeffer, Doris; Behrends, Johann; Görres, Stefan (Hrsg.): Optimierung und Evidenzbasierung pflegerischen Handelns. Weinheim 2008

Schäffler, Arne u.a.: Pflege Heute. Lehrbuch und Atlas für Pflegeberufe. München 2007

Schmidt, Jutta: Beruf: Schwester. Mutterhausdiakonie im 19. Jahrhundert. Frankfurt/Main, New York 1998

Schmidbaur, Marianne: Vom „Lazaruskreuz“ zu „Pflege aktuell“. Professionalisierungsdiskurse in der deutschen Krankenpflege 1903-2000. Königstein/Ts. 2002

Schriftenreihe des Bundesministeriums für Gesundheit. Abschlussbericht. Bd. 79. Baden-Baden 1996

Schweikardt, Christoph: Die Entwicklung der Krankenpflege zur staatlich anerkannten Tätigkeit im 19. und frühen 20. Jahrhundert. Das Zusammenwirken von Modernisierungsbestrebungen, ärztlicher Dominanz, konfessioneller Selbstbehauptung und Vorgaben preußischer Regierungspolitik. München 2008

Statistisches Bundesamt Deutschland: Statistisches Jahrbuch 2010, S. 262

Steppe, Hilde: „... den Kranken zum Troste und dem Judentum zur Ehre ...". Zur Geschichte der jüdischen Krankenpflege in Deutschland. Frankfurt/Main 2006

Steppe, Hilde: Krankenpflege im Nationalsozialismus. Frankfurt/Main 2011

Stern, Daniel: Mutter und Kind. Die erste Beziehung. Stuttgart 1979

Stöhr, Monika: Dienen oder Arbeiten? – Die Arbeitszeitdiskussion in der Pflege zu Beginn der Weimarer Republik (1918-1924). In: Thiekötter, Andrea u.a. (Hrsg.): Alltag in der Pflege – Wie machten sich Pflegende bemerkbar? Frankfurt/Main 2009, S. 121-135

Strupeit, Steve: Gemeindepflege in der DDR – Tätigkeiten und Verantwortlichkeiten von Pflegekräften in der wohnortnahen Versorgung. In: Thiekötter, Andrea u.a. (Hrsg.): Alltag in der Pflege – Wie machten sich Pflegende bemerkbar? Frankfurt/Main. 2009, S. 177-189

Thiekötter, Andrea u.a. (Hrsg.): Alltag in der Pflege – wie machten sich Pflegende bemerkbar? Frankfurt/Main 2009

Ulmer, Eva-Maria und Steppe, Hilde: „Ich war von jeher mit Leib und Seele gerne Pflegerin". Über die Beteiligung von Krankenschwestern an den „Euthanasie"-Aktionen in Meseritz-Obrawalde. Frankfurt/Main 1999

Verband der Pflegedirektorinnen und Pflegedirektoren der Deutschen Universitätskliniken (Hrsg.): Memorandum 2015 – 2010 „von der Zukunft aus die Gegenwart gestalten". Berlin 2010

Weber-Reich, Traudel: „Wir sind die Pionierinnen der Pflege ..." Krankenschwestern und ihre Pflegestätten im 19. Jahrhundert am Beispiel Göttingens. Bern 2003

Weidert, Sabine: Leiblichkeit in der Pflege von Menschen mit Demenz. Zum Umgang mit anspruchsvollen Situationen im Klinikalltag. Frankfurt/Main 2007

Winkler, Ulrike: Kommentar zur Quelle II, 20: Bericht über eine Informationsreise nach Japan, Korea, Taiwan (1967). In: Hähner-Rombach, Sylvelyn (Hrsg.): Quellen zur Geschichte der Krankenpflege. Mit Einführungen und Kommentaren. Frankfurt/Main 2008, S. 251-262

Winkler, Ulrike: „Koreas Not ist unser Nutzen". Koreanische Krankenschwestern in Westdeutschen Krankenhäusern während der 1960er Jahre. In: Hähner-Rombach, Sylvelyn (Hrsg.): Alltag in der

Krankenpflege. Geschichte und Gegenwart. Stuttgart 2009, S. 169-182

Wolff, Horst-Peter und Wolff, Jutta: Georg Streiter (1884-1945). Ergobiographische Studie über einen Berufspolitiker der Krankenpflege Deutschlands. Qualzow 2002

Autoren

Isabel Atzl, M.A., Ausstellungskuratorin, Historikerin, Krankenschwester.
Arbeitsschwerpunkte: Medizingeschichte der Antike, Geschichte der Krankenpflege, Geschichte der Erkältung und der bildgebenden Verfahren.
Ausstellungen in Auswahl: Zeitzeugen Charité (2005), Wunderheilungen in der Antike (2006, Koordination und Mitarbeit), Dem Leben auf der Spur (2007, Teilkuratierung), Charité. 300 Jahre Medizin in Berlin (2010).
Kontakt: mail@isabelatzl.de

Hedwig François-Kettner, Pflegedirektorin, Mitglied der Klinikumsleitung, Charité – Universitätsmedizin Berlin seit 2003.
Arbeitsschwerpunkte: Leitungsaufgaben im Rahmen der Klinikumsleitung; Strategie, Fachaufsicht, Richtlinien und Entwicklung für die Pflegeberufe an der Charité. Stellvertretendes Vorstandsmitglied im Aktionsbündnis Patientensicherheit sowie stellvertretendes Vorstandsmitglied im Verband der Pflegedirektorinnen und Pflegedirektoren der Deutschen Universitätskliniken und Medizinischen Hochschulen und Lenkungsausschussmitglied im Deutschen Netzwerk für Qualitätsentwicklung in der Pflege.
Kontakt: francois-kettner@charite.de

Sylvelyn Hähner-Rombach, Dr. phil., wiss. Mitarbeiterin am Institut für Geschichte der Medizin der Robert Bosch Stiftung in Stuttgart.
Arbeitsschwerpunkte: Pflegegeschichte 19. und 20. Jahrhundert, Patientengeschichte 19. und 20. Jahrhundert, Zeitgeschichte der Medizin nach 1945.
Kontakt: sylvelyn.haehner@igm-bosch.de

Karen Nolte, Priv.-Doz. Dr. phil., Ausbildung als Krankenschwester der Erwachsenenpflege in Celle, Studium der Geschichte, Volkskunde und Soziologie in Göttingen. Derzeit wissenschaftliche Assistentin am Institut für Geschichte der Medizin der Universität Würzburg.
Forschungsschwerpunkte: Medizingeschichte, Ge-

schichte der Krankenpflege und Geschlechtergeschichte vom 18. bis 20. Jahrhundert.
Kontakt: karen.nolte@web.de

Thomas Schnalke, Prof. Dr. med., Direktor des Berliner Medizinhistorischen Museums der Charité.
Arbeitsschwerpunkte: Geschichte medizinischer Präparate und Modelle, Ausstellungen als wissenschaftliche Praxis, Forschung an und mit universitären Sammlungen und Objekten. Bedingungen und Grundlagen einer materialen Kultur in der Medizin- und Wissenschaftsgeschichte.
Kontakt: thomas.schnalke@charite.de

Jörg Weidert, M.A., Literatur-, Theater- und Filmwissenschaftler, Theaterpädagoge und Krankenpfleger. Freier Lektor und Redakteur.
Arbeitsschwerpunkte: Geschichte und Formen des Hörspiels, Theaterpädagogik in der Krankenpflege.
Kontakt: j.weidert@web.de

Sabine Weidert, Krankenschwester, Dipl.-Soz.-Päd./Dipl.-Soz.-Arb. (FH), Systemisch-integrative Familienberaterin (DGSF), Praxisbegleiterin für Basale Stimulation® in der Pflege. Mitarbeiterin der Pflegedienstleitung des Berufsgenossenschaftlichen Universitätsklinikums Bergmannsheil Bochum und freiberufliche Dozentin.
Arbeitsschwerpunkte: Basale Stimulation® in der Pflege, Ästhetische Bildung und Leibphilosophie, Pflege demenzkranker und sterbender Menschen.
Kontakt: sabine.weidert@web.de

Impressum

Dieses Buch ist der Begleitband zur Wanderausstellung
„WHO CARES? Geschichte und Alltag der Krankenpflege“,
realisiert durch das Berliner Medizinhistorische Museum der Charité
in Zusammenarbeit mit dem Institut für Geschichte der Medizin
der Robert Bosch Stiftung, Stuttgart.

Herausgeberin: Isabel Atzl
Koordination: Inga Franke
Schlussredaktion: Inga Franke, Thomas Schnalke
Redaktionelle Mitarbeit: Roland Helms
Gestaltung und Satz: Christine Voigts, Charité – Universitätsmedizin Berlin
Umschlag: Christine Voigts, unter Verwendung eines Fotos von Thomas Bruns
Repros und Bildbearbeitung: Vera Franke, Karin Kase, Christoph Weber
Fotografien: Thomas Bruns, Christoph Weber

Kooperationspartner BARMER GEK die gesund experten

Gefördert durch die Robert Bosch Stiftung

Berliner Medizinhistorisches Museum der Charité

CHARITÉ UNIVERSITÄTSMEDIZIN BERLIN